Der Atem der Seele

Bei Lotus-Press ist von Klemens Speer außerdem lieferbar:

Zen und Kontemplation - Sitzen in Stille als geistiger Übungs- und Lebensweg
Taijiquan und Qigong - Meditation in Bewegung als Übungs- und Lebensweg
Taijiquan und Qigong - Jeder Schritt im Dao zeigt den Sinn
Taijiquan und Qigong - Vom Lernen und Lehren eines Übungs- und Lebenswegs
Spiritualität - Die Übungswege als Motor der Entwicklung

Klemens J.P. Speer
Melitta van der Vliet-Fuchs

Der Atem der Seele

Die spirituelle Dimension der bewegten Meditation im Qigong und Taijiquan

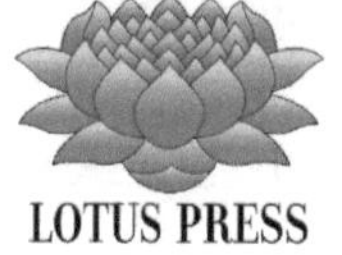

LOTUS PRESS

Das vorliegende Buch ist sorgfältig erarbeitet worden. Dennoch erfolgen alle Angaben ohne Gewähr. Weder Autoren noch Verlag können für eventuelle Nachteile oder Schäden, die aus den im Buch gemachten praktischen oder theoretischen Hinweisen resultieren, Haftung übernehmen.

Klemens J.P. Speer, Melitta van der Vliet-Fuchs: Der Atem der Seele - Die spirituelle Dimension der bewegten Meditation im Qigong und Taijiquan

Zerhusener Str. 31a
49393 Lohne
Germany

www.lotus-press.com

Satz: Andreas Seebeck

ISBN-13: 978-3-945430-30-9

Übersicht

Inhalt

Einleitung

Die heutige globalisierte und digitalisierte Welt ist durch ein faszinierendes Netzwerk miteinander verbunden, aber auch von Reizüberflutung, Lärm, Stress, unendlichen Entscheidungsmöglichkeiten und Ansprüchen geprägt.

Die einheitsstiftenden religiösen und ideologischen Strömungen haben seit den 80er Jahren des vergangenen Jahrhunderts an Einfluss verloren. In einer Kultur der Unübersichtlichkeit (Habermas) und Individualisierung ist das Selbst jedes Einzelnen herausgefordert, authentische Entscheidungen zu treffen und dem Leben einen eigenen Sinn zu geben [1]. Menschen springen mehrmals am Tag zwischen verschiedenen Welten und Rollen hin und her. Zeitmanagement und Selbstoptimierung werden nötig, um den oft übervollen Terminkalender zu bewältigen.

Zugleich nimmt das Bedürfnis nach innerlicher Ruhe, Einssein, Stimmigkeit und persönlichem Wachstum zu. Meditationszentren sprießen aus dem Boden, Mindfulness-Kurse und Auszeiten im Kloster sind im Trend. Religion und Konfession werden häufig ergänzt oder ersetzt durch eine breitere spirituelle Suche.

In zahlreichen Büchern und Zeitschriften wird die Mentalität des immer mehr, immer schneller und ständig erreichbar sein aufgegriffen, vor Burnout gewarnt und ein großes Spektrum an Entspannungsmethoden aufgezeigt. Neben dem schon lange im Westen praktizierten Yoga hat unter vielen anderen Angeboten auch das aus China stammende Taiji bzw. Taijiquan und Qigong mit seinem langsamen, meditativen Charakter hier Einzug gehalten und einen festen Platz gefunden.

Diese Art der bewegten Meditation und die darin zu findende spirituelle Dimension bildet den Schwerpunkt dieses Buches.

Hinführend zum Thema gebe ich erst einen Erfahrungsbericht zu meiner persönlichen spirituellen Suche und wie ich auf diesem Weg zur bewegten Meditation des Taiji und Qigong gekommen bin (Kap. 1). Danach beschreibe ich Ausgangspunkte der christlichen Religion und Kultur sowie der daoistischen Weisheitslehre und wie sich beide ergänzen und bereichern können (Kap. 2.1 bis 2.5). Dann schlage ich den Bogen zum Begriff Spiritualität (Kap. 2.6) und zur Mystik in den großen Weltreligionen, die alle einen körperlich-geistigen Übungsweg kennen, der zu Mitgefühl und Allverbundenheit mit allem Leben führt (Kap. 2.7). Der Bezug zum Alltag wird in Kapitel 2.8 hergestellt.

Anschließend richtet mein Lehrer Klemens Speer den Fokus auf die bewegte Meditation aus der chinesischen Tradition des Taiji und Qigong (Kap. 3).

In Kapitel 4 stelle ich Übungsreihen zur bewegten Meditation vor, mit Beschreibungen zum äußeren Ablauf und zur Symbolik der Figuren.

Klemens Speer erweitert unsere Ausführungen in Richtung Ost-West-Dialog der Weltreligionen (Kap. 5). Darüber hinaus erläutert er die Notwendigkeit der Einbindung der meditativen Praxis in den eigenen Alltag und in das gesellschaftliche Umfeld. Dafür stellt er das umfassende Modell einer integralen Philosophie von Ken Wilber vor (Kap. 6).

Abrundend folgt ein Interview mit Pater und Zen-Meister Willigis Jäger. Er beantwortet Fragen zu Mystik und Spiritualität sowie zur Inkulturation einer östlichen Tradition in den Westen (Kap. 7).

Didam, im Januar 2019
Melitta van der Vliet-Fuchs

1 - Hinführung zum Thema: ein Erfahrungsbericht

Von Melitta van der Vliet-Fuchs

Einfach dasein, im Augenblick verweilen können ohne Absicht - die Kraft spüren, die aus der wachen Aufmerksamkeit und inneren Ruhe erwächst - der Akku kann sich wieder aufladen und die Seele atmet auf.

Diese Erfahrung machte ich zum ersten Mal (in den 70er Jahren) in der ökumenischen Klostergemeinschaft von Taizé[1] in Frankreich. Sitzend auf dem Boden in der großen Kirche ohne Bänke, meditatives Licht, Ikonen, kurze sich wiederholende vierstimmige Gesänge, 10 Minuten gemeinsame Stille während der Andacht, keine Predigt, sondern kurze Texte und Gebete in verschiedenen Sprachen und tagsüber inhaltliche Impulse und Austausch in kleinen Gesprächsgruppen. Ein intensives Gefühl des Willkommenseins, des Ganz-bei-mir-Seins, und zugleich der Gemeinschaft und Verbundenheit mit so vielen anderen Besuchern aus verschiedensten Ländern, stellte sich ein.

Die Brüder von Taizé laden vor allem Jugendliche ein, um eine Woche in ihrem Klosterrhythmus mit zu leben und zu erfahren, wie die Einheit von „Kampf und Kontemplation" oder anders gesagt von Engagement in der Welt und sich Nähren aus den Quellen des Glaubens gelebt werden kann. Noch viele Male kehrte ich, vor allem während meiner Studienzeit, an diesen Ort zurück, manchmal verbrachte ich eine ganze Woche im Schweigen.

Aufgewachsen bin ich in der evangelisch-lutherischen Kirche. Die Feste des Kirchenjahres und christlichen Rituale gaben Struktur und Geborgenheit. Der schmetternde Klang des Posaunenchors sorgte so manches Mal für ein tiefes Ergriffensein. Dagegen blieben mir die langen Predigten von hoher Kanzel herab meist unverständlich. Den-

[1]Taizé ist eine ökumenische Klostergemeinschaft in Frankreich, die vor allem Jugendliche aus aller Welt anzieht, da sie dort in einer unkonventionellen, mystisch orientierten Kirche Raum für Besinnung und Austausch finden.

ken in Gut und Böse, Schuld und Versuchung und der unterschwellig erhobene Zeigefinger ließen mich in meiner Jugend der Kirche den Rücken zuwenden. Ich suchte Tiefgang in Philosophie und Pädagogik u.a. von Hermann Hesse, Jean Jaques Rousseau und Maria Montessori. In dieser Zeit entschied ich mich für den Beruf der Grundschullehrerin.

Als ich das elterliche Haus verließ, besuchte ich mit meiner katholischen Studienfreundin regelmäßig eine katholische Messe. Hier hatte das Zweite Vatikanische Konzil für frischen Wind gesorgt. Es gab neue Lieder, moderne Kirchenräume und kurze verständliche, inspirierende Predigten auf Augenhöhe. Tief beeindruckt war ich vom „Geheimnis des Glaubens", das hier gefeiert wurde. Die lange Zeremonie der Eucharistie empfand ich als wohltuende Zeit der persönlichen Stille und Besinnung. In der für mich anfänglich so befremdenden Haltung des Kniens lernte ich, die Aufmerksamkeit nach innen zu richten und bei mir selbst anzukommen.

Mein Horizont weitete sich erneut, als ich Anfang der 80er Jahre ein halbes Jahr in Indien/Bombay verbrachte und regelmäßig einen christlichen Ashram besuchte. Hier war Glaube vor allem spontaner Ausdruck für Lebendigkeit, Lebensfreude und Buntheit des Lebens. Alle Sinne wurden angesprochen durch duftende Blumengirlanden, Melodie- und Schlaginstrumente, farbenfrohe Saris, Tanzgebärden und nicht zuletzt durch das fröhliche Gezwitscher der Vögel, die ungehindert rein- und rausfliegen konnten.

Ende der 80er Jahre zog ich mit meinem (holländischen) Mann in die calvinistisch geprägten Niederlande. In dem kleinen Festungsstädtchen Montfoort bei Utrecht schlossen wir uns der reformierten Kirchengemeinde an. Hier lernte ich einen stark rational geprägten Glauben kennen. Nüchterne, integre Kirchengänger hatten fundierte Bibelkenntnisse und engagierten sich in Wort und Tat in der eigenen Gemeinde und darüber hinaus für die Welt. Frieden, Gerechtigkeit und Bewahrung der Schöpfung waren hoch aktuell.

Calvins Überzeugung von „Sola Scriptura" (nur das Wort, die Bibel) manifestierte sich im einfachen, schmucklosen Kirchenraum und dem prominenten Platz der Predigt mit gründlicher exegetischer Unterbauung. Ich staunte über die Selbstverständlichkeit des zweimaligen sonntäglichen Kirchenbesuches: ein morgendlicher Hauptgottesdienst und ein abrundender Abendgottesdienst.

Dem biblischen Auftrag folgend brachten wir unsere Talente ein. Mein Mann, dem alles sehr vertraut war, unterstützte die Jugendarbeit und Entwicklungshilfe. Und unter meiner Leitung kam der Kinderchor der Gemeinde wieder zum Blühen. Unbemerkt lief der Terminkalender voll und oft fehlte an Wochenenden leider die Zeit, um einfach mal die Seele baumeln zu lassen.

Auch als wir später in Richtung deutsche Grenze umzogen, arbeiteten wir in einer vergleichbaren protestantischen Gemeinde mit: in der Kinder- und Jugendarbeit (wo jetzt unsere Tochter heranwuchs) sowie in Diakonie, Kirchenvorstand und Chor.

Ein Gegenpol zum intensiven kirchlichen Engagement formte meine dreijährige Weiterausbildung zur Montessori-Lehrerin in Utrecht. Und hier fand ich sie wieder – die (lebendige) Stille im Schulgebäude, die Maria Montessori für so wichtig erachtete in der Entwicklung des jungen Kindes. So bewegten sich 150 Kinder in der kleinen Schule still im Klassenzimmer und durch die Gänge, arbeiteten allein oder in kleinen Gruppen an Tischen oder auf dem Boden. Ich wurde tief berührt von dem würdevollen, entspannten und aufrechten Gang dieser kleinen Persönlichkeiten und den strahlenden Augen, wenn sie ihr eigenes Lernmaterial auswählten und sich mit allen Sinnen die Welt erschlossen.

Als unsere Tochter im Jahr 2003 in die Schule kam, suchte ich nach Möglichkeiten, wieder etwas für mich selbst zu tun und den inneren Akku gründlich aufzuladen, am liebsten in Deutschland. Ich stieß auf eine wöchentliche Zen-Meditationsgruppe. Aber das lange statische Sitzen auf dem Meditationshocker gelang mir auch nach längerem Üben nicht. Meine Knie und mein steifer Rücken reagierten mit anhaltenden Schmerzen und mir wurde bewusst, dass ich meinen Körper über viele Jahre vernachlässigt hatte.

Ein Flyer vom Kloster Aspel eröffnete mir neue Möglichkeiten. Ich meldete mich für ein Wochenende zum Thema Glauben und Spiritualität an, mit zitternden Knien. Konnte ich mich noch vertraut fühlen in einer großen deutschen Gruppe als halbe Holländerin und würde ich wieder in den Fluss meiner Muttersprache kommen? Aber das Problem einer beängstigend großen Gruppe stellte sich nicht, denn der Kurs fand nicht statt, da es zu wenig Anmeldungen gab. Ich wich auf ein anderes interessantes Glaubensthema aus, aber auch dieser Kurs stieß nicht auf genug Interesse. Als zum vierten Mal eine Absage auf meine Anfrage kam, wollte ich im ersten Impuls aufgeben. Aber dann startete ich doch noch einen Versuch. Ich suchte ein für mich günstig liegendes Wochenende in meinem Terminkalender aus, um mich dann für diesen Termin anzumelden, egal was für ein Kurs im Jahresprogramm des Klosters ausgeschrieben stand.

Es wurde der Kurs „Taijiquan für Anfänger" unter der Leitung von Herrn Klemens J.P. Speer. Ohne genauer zu wissen, was mich erwartete, reiste ich ab und ließ mich auf das Abenteuer Bewegung und chinesische Körperarbeit ein. Mein Eindruck stimmte: auch im Kloster ging es nicht mehr nur um Glaubensfragen. Klöster waren inzwischen zusätzlich Bildungshäuser geworden, in die körperorientierte Übungswege wie Zen-Meditation, Yoga, Feldenkrais, Taiji, Qigong u.a. Einzug gehalten hatten.

Ich merkte bald, dass ich wenig Talent und Körpergefühl für die neuen, langsamen Bewegungen mitbrachte und mein steifer Körper protestierte. Jedoch hatten die intensive Stille während des Übens (in der Klosteratmosphäre), die nette Übungsgruppe und der Lehrer schnell mein Herz erobert und nach einem weiteren Übungswochenende willigte ich ein, mich der Ausbildungsgruppe zum Kursleiter für Taijiquan und Qigong anzuschließen.

Anfänglich 20 Minuten täglich üben, mir die Figuren merken, meinen Körper spüren lernen, mich aus meiner Mitte bewegen, Spannung loslassen und meine Grenze respektieren. Alles im langsamen Tempo des ruhigen Atems. Ich machte mich an die Arbeit… und schaffte mir einen wunderbaren meditativen Start in den Tag, in meinen eigenen vier Wänden und hatte nicht viel mehr als einen Quadratmeter Übungsraum nötig.

Ein Anfang war gemacht und ich lernte, mich in der Übung zu entspannen, so unbeholfen es vielleicht noch aussah. Begeistert erzählte ich einer Freundin von meiner neuen Art, mich zu bewegen und beschrieb sie spontan als „etwas Himmlisches". Intuitiv hatte ich eine spirituelle Seite in diesem Übungsweg entdeckt. Auch hierbei ging mein Herz auf und ich spürte neben einem Wohlgefühl eine innere Tiefe und Fülle so wie ich es u.a. in der Gemeinschaft in Taizé erfahren hatte.

Ausbildungswochenenden in Deutschland folgten über mehrere Jahre und es gelang mir, die fernöstliche Bewegungskunst mehr und mehr in meinen Alltag zu integrieren. Anschließend an die Grundausbildung folgte die Ausbildung zur Taiji-Lehrerin.

Zu einem besonderen Anlass in meiner niederländischen Kirchengemeinde sollte eine Pastorin zeigen, wie man das Vaterunser-Gebet tanzen kann. Da die Dozentin kurzfristig absagte, wurde ich gefragt, einzuspringen. Ich sollte passende Bewegungen zum Gebet bedenken, „da ich doch so etwas in Deutschland lerne." Einfache Figuren aus dem Taiji und Qigong schienen geeignet. Ich feilte noch an den Übergängen und rechtzeitig entstand eine kleine, harmonisch fließende Bewegungsform, die ich mit einer meditativen israelischen Panflötenmusik unterlegte. Zu meinem großen Erstaunen passte die Länge des Musikstücks genau zur Länge meiner Form und unterstrich selbst den Charakter des Gebets. Der Atem in der Musik und der Bewegungsrhythmus verbanden sich zu einer beeindruckenden Einheit.

In vier aufeinanderfolgenden kleinen Workshops lernten Jung und Alt die Bewegungen. Die Atmosphäre war heiter und konzentriert. Während der Abschlussfeier bewegte sich die ganze Gemeinde synchron zu den gesprochenen Worten des Vaterunsers und die dezente Musik setzte einen spielerischen, festlichen Akzent. Die sanft fließenden Bewegungen breiteten sich wie eine Welle im ganzen Kirchenraum aus und eine leichte Gänsehaut und ein intensives Gefühl von Gemeinschaft stellten sich ein.

Nach der Feier fragten mehrere ältere Teilnehmerinnen, ob man eine solche Art, sich zu bewegen lernen könnte. Zwölf begeisterte Senioren trugen sich noch am selben Tag auf einer Liste ein und so konnte mein erster Kurs „TaiChi en Qigong – Meditatief bewegen" starten. Bis heute nimmt die Bewegungsform zum traditionellen christlichen Gebet (dem Vaterunser) einen besonderen Platz im Übungsspektrum meiner Kursteilnehmer ein.

Inzwischen schaue ich auf viele Jahre Unterrichtserfahrung in verschiedenen Gruppen zurück. Weiterhin übe ich für mich die Kurze Form von Cheng Man-Ching und die Lange Form aus dem Taijiquan und kurze Qigong-Sequenzen und bin im Einklang mit meinem viel weicher und beweglicher gewordenen schmerzfreien Körper. Ich erfahre viel Freude und innere Weite beim Üben und fühle mich ruhiger, konzentrierter und gelassener in meinem Alltag. Auch hat sich mein christlich geprägter Glaubenshorizont erweitert und meine Spiritualität vertieft.

Ich bin froh, dass ich am Ball geblieben bin auf diesem körperlich-geistigen Übungsweg und will meinem Lehrer Klemens Speer ganz herzlich danken für seine Geduld mit mir und für seine Artikel zum philosophisch-religiösen Hintergrund der Bewegungskunst und zur Spiritualität im Ost-West-Dialog. Dadurch konnte meine Seele auf Durststrecken immer wieder aufatmen und auftanken.

Hier folgt eins meiner Lieblingszitate aus seiner Feder:

„Taiji ist wortloses Beten mit dem ganzen Körper, mit dem ganzen Sein. Es erfordert volle Bewusstheit und wache Präsenz für die Bewegung. Fest verwurzelt in der Erde (Mittelpunkt der Fußsohle), aufgerichtet zum Himmel (Scheitelpunkt), bewegt aus der Mitte des Rumpfes (Herz), Schritt für Schritt voran im rhythmischen Fluss des Lebens (Stirb und werde), verbunden mit dem Atem des Lebens (dem Atem Gottes), ausgerichtet auf und vereint mit dem Tao, dem Absoluten.“

(Speer, „Taiji - Einswerden mit dem Sein“) [1]

2 - Philosophie, Religion und Spiritualität

Von Melitta van der Vliet-Fuchs

2.1 - Philosophischer Disput

Die Frage nach dem Himmel und der Erde, nach dem Unsichtbaren, Transzendenten gegenüber dem irdischen Sichtbaren und Tastbaren beschäftigt Menschen aller Zeiten.

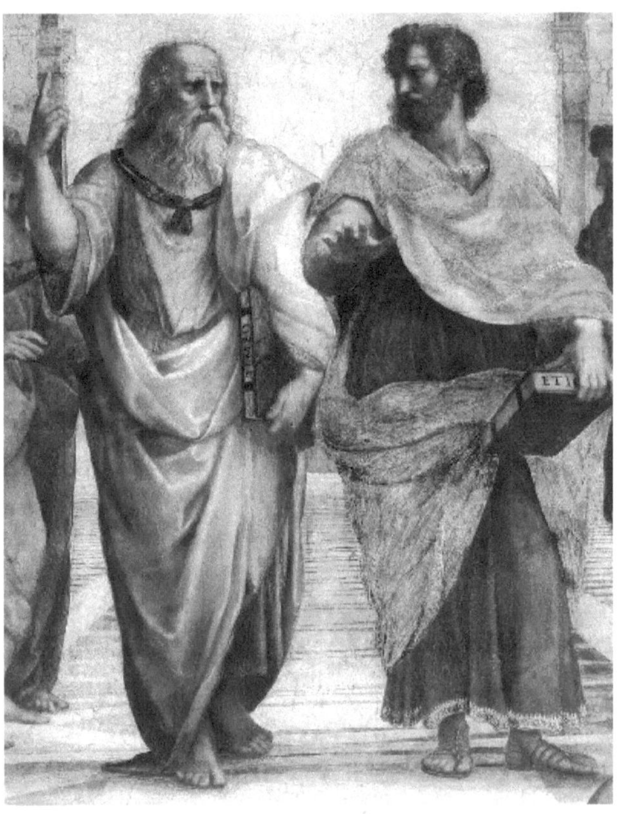

Abb. 1: Platon und Aristoteles, Philosophenschule Athen, Raffael 1509

Philosophie, Religion und Weisheitslehren versuchen, Antwort zu geben auf Fragen wie:

> *Wer bin ich? Woher komme ich? Wohin gehe ich?*
> *Was ist meine Aufgabe im Leben? Wie kann mein Leben gelingen?*

Zuerst lasse ich zwei große griechische Philosophen der Antike zu Wort kommen: Platon und Aristoteles, die im vierten Jahrhundert vor Christus in Athen lebten. Das Gemälde von Raffael zeigt die beiden schreitend und disputierend in der Philosophenschule von Athen.

Platon weist mit seiner rechten Hand in den Sphärenhimmel. Hier existiert seiner Ethik zufolge die „Idee des Guten", die sich auf der Erde auf unterschiedlichen Stufen manifestiert. Das Gute ist Ziel und Ursprung allen Seins und die Seele kehrt wieder zu ihrer ursprünglichen Einheit ins Jenseits zurück. Diese Sicht beschaut er als Voraussetzung für ein glückliches Leben. Vom mündigen Staatsbürger fordert der Idealist Platon als Geisteshaltung das Vermuten, Glauben, vernünftiges Nachdenken und Einsehen.

Sein Schüler Aristoteles ist der Erdverbundene. Er holt die Ideen des Platons auf die Erde herab. Er ist Wissenschaftler der Physik, Naturphilosophie und Staatstheorie und konzentriert sich auf die Dinge des Alltags. Der junge Aristoteles, voll Tatendrang, räumt ein, dass eine dynamische Kraft aller Dinge ihren Ausgangspunkt im Metaphysischen hat. Seine Lehre stützt er aber auf strikt rational erklärbare logische Zusammenhänge. Daher weist seine ausgestreckte linke Hand zum Erdboden.

2.2 - Religion und Kultur

Menschen aller Religionen und Kulturen verbindet das Streben nach Transzendenz: Lebenssinn finden in „Etwas", das größer ist als man selbst. Im Gegensatz zur Philosophie betrachtet Religion die Sinndeutung der Welt nicht als Werk menschlichen Nachdenkens, sondern als „eine Reaktion auf Transzendenzerfahrung" [1]. Kochanek versteht unter Transzendenz „jene Realität, die unser Bewusstsein überschreitet und zugleich unserer Existenz zugrunde liegt." [2]

Eine weitere Deutung von Religion kommt von „religare" und meint Rückbindung an den Ursprung. Das Gebet ist dabei häufig das religiöse Mittel, um mit dem Absoluten, Transzendenten, Gott in Kontakt zu kommen.

Religiöse Ausdrucksformen prägen die Kultur in Form von Gebräuchen, Festen, Ämtern, Mythen, Riten und Kunstwerken.

In der westlichen Welt versetzen Werke von Bach und Mozart sowie das Betrachten von barocken Kirchen (Sixtinische Kapelle) in ehrfürchtiges Staunen und wecken in uns die Ahnung einer übermenschlichen Kraft und göttlichen Inspiration und Schönheit.

2.3 - Das Christentum: Unterwegs sein

Das Christentum gehört neben dem Judentum und Islam zu den monotheistischen Religionen. Alles Sein wird zurückgeführt auf einen Schöpfergott, der eine gute Welt erschafft. „Gott sah alles an, was er gemacht hatte: Es war sehr gut." (Gen. 1,31). Eine Welt mit darin dem Menschen nach seinem Abbild (Göttlicher Funke) und mit einem freien Willen: die Finger von Gott und Adam berühren sich nicht (siehe Gemälde).

Michelangelo bringt meisterlich zum Ausdruck, wie Gott um seinen Menschen wirbt, um in Gemeinschaft mit ihm zu leben. In ihn hat er bedingungsloses Vertrauen (einander loslassen). Er macht ihn zum „Kreativen Mitschöpfer", d.h. er übergibt dem Menschen Mitverantwortung für die Welt (Lebenssinn).

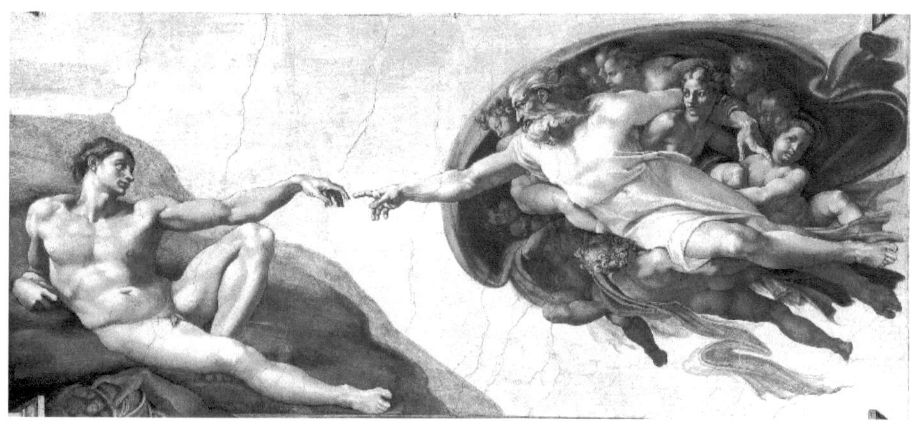

Abb. 2: Die Erschaffung Adams, Sixtinische Kapelle, Michelangelo 1512

> *„So steht der Mensch nach christlichem Verständnis zu Gott in einer Beziehung zwischen Ich und Du[2] ; denn das Personsein gehört zu seinem Wesen.“* [3]

Die Bibel spricht in Geschichten, Bildern und Gleichnissen. Der Gott des Alten Testaments ist ein Gott voll Leidenschaften, der durch Höhen und Tiefen mit seinen Menschen unterwegs ist. Das Neue Testament spricht vor allem vom Gott der Liebe. Es hat immer den ganzen Menschen im Blick und lädt ihn ein, Gott, sich selbst und den Nächsten zu lieben „mit ganzem Herzen, mit ganzer Seele und ganzem Verstand.“ (Matt 22,37)

Die christliche Geisteshaltung ist: Liebe, Freude, Sanftmut, Barmherzigkeit und auch Entschlossenheit und innere Stärke. Nach christlichem Verständnis müssen diese Tugenden immer auch ihren Ausdruck finden in konkreten Alltagsbezügen in der Verantwortung für die Mitmenschen und die Welt.

Dieses Liebesgebot verwirklicht Jesus in seinem Leben und Handeln. Zu Beginn unserer Zeitrechnung, als das Volk Israel auf den Befreier aus politischer Unterdrückung wartet, versucht Jesus, die Menschen für seine Vision vom Königreich Gottes zu gewinnen. Er

[2]„Alles wirkliche Leben ist Begegnung … Der Mensch wird am Du zum Ich.“, (Martin Buber, Werke I. Schriften zur Philosophie, 1962)

will keinen politischen Umsturz, sondern den Menschen von innen heraus verändern, um zur Fülle des Lebens zu gelangen. Er lebt vor, wer und wie Gott ist und ruft zur Umkehr, d.h. zu Selbsterkenntnis und Ganzwerdung im Glauben und Vertrauen auf.

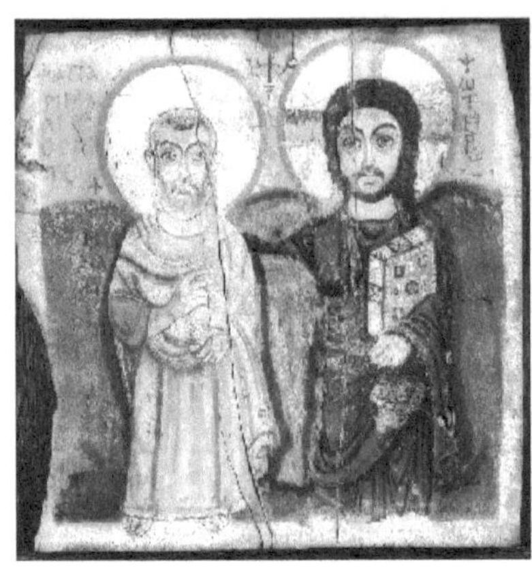

Abb. 3: Christus (rechts) und sein Freund Menas (Ikone Taizé)

Die hier abgebildete Ikone der Freundschaft ist eine der beliebtesten in Taizé. Sie zeigt zwei Weggefährten. Rechts ist Jesus, links der heilige Menas (Ägypten, 246 n. Chr.) Die Ikone bringt zum Ausdruck, dass Jesus Weggefährte eines jeden Menschen sein will. Menas spürt die zärtliche Hand Christi auf seiner Schulter und bekommt Vertrauen in seinen Weg. Jesus begleitet Menschen. Er predigt, heilt, tut Wunder, betet zurückgezogen in der Stille und zieht von Ort zu Ort. Auch hier ist wieder das Thema ‚Unterwegs sein' zentral.

Eine Erzählung aus dem Johannes-Evangelium (Joh. 5,5-9) berichtet vom Wirken Jesu:

> *Am Teich Bethesda lag ein Mann, der schon 38 Jahre gelähmt war. Als Jesus ihn dort liegen sah und erkannte, dass er schon lange krank war, fragte er ihn: „Willst du gesund werden?". Der Kranke antwortete ihm: „Herr, ich habe keinen Menschen, der mich, sobald das Wasser aufwallt, in den Teich trägt." Da sagte Jesus zu ihm:*

„Steh auf, nimm deine Bahre und geh!“ Sofort wurde der Mann gesund, nahm seine Bahre und ging. Jesus ermutigt den Kranken, in Bewegung zu kommen, in eine neue Richtung zu schauen: weg vom eigenen, kleinen Tümpel der Stagnation und Mutlosigkeit (emotionale Gelähmtheit). „In der Hoffnungslosigkeit seines bisherigen Lebens hatte der Gelähmte all das aufgegeben, wofür der Mensch geschaffen ist, nämlich das Leben zu lieben und Gott[3] zu preisen.“ [4] Jesus eröffnet im Kranken eine Quelle innerer Lebendigkeit, wodurch er sich wieder auf den Weg begeben und dem Leben in sich Raum geben kann.

Jesus spricht in den Evangelien von sich selbst als dem „Weg“ und dem „Licht der Welt“. Er nennt das einfache Volk „Salz der Erde“ (Bergpredigt). Er spricht vom kommenden Reich Gottes, das wie der „Sauerteig“ letztendlich alles durchdringen wird. Diese Bilder stellten eine Bedrohung der bestehenden gesellschaftlichen Verhältnisse dar und führten schließlich zum (damals gebräuchlichen) Kreuzestod von Jesus. Die Bibel endet hier nicht, sondern berichtet von der Auferstehung Jesu. Daher vertrauen Christen darauf, dass die Liebe Gottes den Tod überwindet.

Die Vision im Johannesevangelium vom „Neuen Jerusalem“ weist in überschwänglicher, poetischer Sprache auf ein ewiges Leben bei Gott nach dem Tod.

2.4 - Der Daoismus: Im Fluss sein

„In Ruhe gleiche man einem Berg, in Bewegung dem Lauf eines großen Flusses.“ (klassische Schriften)

„Wer das Meer des Dao gekostet hat, lernt, den Fluss (die Welle) seines Lebens erst richtig einzuschätzen und ist sich seines eigenen Wassertropfens im Ozean des Lebens bewusst.“ [5]

[3]Teresa von Ávila und Johannes vom Kreuz saßen eines Tages zusammen beim Essen. Es wurden Weintrauben gereicht. Johannes vom Kreuz meinte: „Ich esse keine. So viele Menschen bekommen nie Trauben.“ Teresa von Ávila antwortete: „Ich esse welche, um Gott für diese Trauben zu preisen.“

Qi, Qigong, Taiji und Taijiquan

Die chinesische meditative Bewegungskunst umfasst u.a. Taiji, Qigong und Taijiquan. Das chinesische Wort *Qi* (oder Chi) kann übersetzt werden mit vitaler Lebenskraft, kosmischer Energie. *Qigong* bedeutet Arbeit (Übung) mit dem Qi oder dem „Atem". *Taiji* ist der höchste Punkt des Hauses, der Dachbalken oder First, aber auch das „höchste Prinzip" im Kosmos. *Taiji* kann als folgt übersetzt werden: über die Pflege des *Qi* zum Höchsten Letzten, der Einheit mit dem Dao, gelangen; ein Zustand größter Harmonie von Yin und Yang. *Quan* bedeutet leere Hand, Faust. *Taijiquan* ist eine fließende, langsam geübte (sanfte) Kampfkunst, die heute überwiegend aus gesundheitlichen Gründen praktiziert wird. Das gesamte Übungsgut ist letztlich nicht ohne den philosophisch-religiösen Hintergrund des Daoismus zu verstehen.

Das chinesische Denken ist von drei Hauptströmungen geprägt: dem Daoismus, dem Konfuzianismus und dem Buddhismus. Die Blütezeit dieser östlichen Weisheitslehren liegt weit vor unserer christlichen Zeitrechnung (5., 6. Jh. v. Chr.). Das 6. Jahrhundert war eine kriegerische und unruhige Zeit politischer und geistiger Umbrüche. Viele Philosophen und Gelehrte suchten nach Auswegen aus Chaos, Korruption und Leid.

Kennzeichnend für die alten Chinesen war das Suchen nach Ordnung und Harmonie in den Naturerscheinungen (Makrokosmos). Laotse und Konfuzius machten diese Harmonie auch in allen zwischenmenschlichen Beziehungen (Mikrokosmos) zum Ideal. Der Mensch wird als ein genaues Abbild des sich stets wandelnden Kosmos betrachtet und von denselben Gesetzmäßigkeiten durchwirkt. D.h. er sollte keinen unnötigen Widerstand leisten, sich anpassen an den göttlichen Strom des Lebens: im Fluss sein. „So", heißt es im alten Buch der Wandlungen Yijing (I-Ging), „gelangt man zum Frieden der Seele." [6]

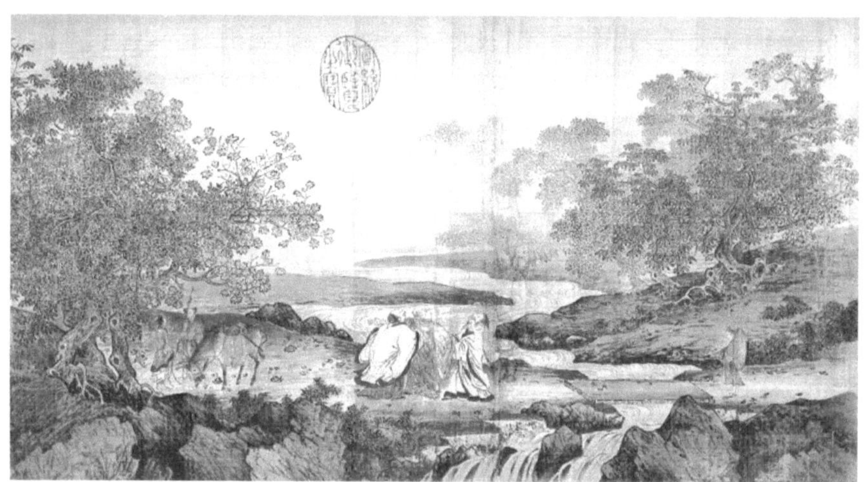

Abb. 4: Drei Lachende[4] am Tigerbach, (Gemälde, 12. Jh.)

„Darum ist es die Ordnung der Wandlungen, der sich der Edle hingibt und wodurch er zur Ruhe kommt.“ [7]

Die Abbildung zeigt den Menschen in der bergenden Harmonie der Natur und des Kosmos. Ein aktiver Schöpfergott wie in der Bibel kommt hier nicht zur Sprache. Vielmehr geht alles Sein aus einem Schöpfungsprinzip, dem Dao, hervor. Im philosophischen Daoismus ist die Lehre vom Dao im Daodejing (Tao Te King), eine zentrale Sammlung von Weisheitssprüchen. Laotse ist der legendäre Begründer. Er nennt das Dao (wörtlich der Weg) das „Höchste Letzte“ und als solches namenlos und unerklärbar. Es finden sich Umschreibungen wie der Sinn, die Wahrheit, der Urgrund des Lebens, das Absolute, das Göttliche. Das Dao schafft die Polaritäten Yin und Yang sowie die fünf Wandlungsphasen oder die qualitativen Naturelemente (Wasser, Holz, Feuer, Erde, Metall), die nach Gleichgewicht streben (Naturkreislauf) und die Zehntausend Dinge der Alltagswelt und des Universums hervorbringen.

Die Geisteshaltung des Daoisten ist die des WuWei: Handeln ohne zu handeln. D.h. nicht aktiv eingreifen in das natürliche Zusammenspiel

[4] Die drei lachenden Männer symbolisieren die Harmonie der drei Religionen in China: Daoismus, Konfuzianismus und Buddhismus.

der polaren Kräfte Yin und Yang (Wirken des Dao), sondern im ständigen Wandel des Lebens vertrauensvoll dem Lauf des Geschehens folgen. Oder wie im Daodejing gesagt wird: „Der Berufene verweilt im Wirken ohne Handeln.“ (Daodejing, Vers 2) Der Mensch des Dao lässt sich nicht von eigennützigen Motiven leiten. Seine Haltung ist wie die des Dao absichtslos: ganz im Hier und Jetzt leer und still werden und aus diesem inneren meditativen Zustand heraus natürlich und spontan (intuitiv) handeln. Das kann bedeuten: „Warten auf den richtigen Zeitpunkt.“ oder „Mit minimalem Aufwand maximale Wirkung erzielen.“ – und meint ein müheloses Bemühen. Es sind nicht der Wille und das Streben des Menschen, sondern die Wirkkraft (De) des Dao im Menschen, die zu wahrer Tugend führt.

Solch ein Handeln im Einklang mit dem Dao veranschaulicht die folgende überlieferte Erzählung vom alten Holzfäller:

> *Meister Liu Pang wanderte einmal durch einen großen Wald, als er einem alten Mann begegnete, der dabei war, einen großen Baum zu fällen. Liu Pang staunte: Obwohl der Holzfäller wohl schon über 80 Jahre zählte, bewegte er sich mit einer wunderbaren Leichtigkeit um den Baum herum, und schon nach kurzer Zeit neigte sich der mächtige Baum. „Ihr seid wahrhaftig ein großer Meister in eurer Kunst!“, sprach ihn Liu Pang an. Der alte Holzfäller entgegnete bescheiden: „Ihr irrt, ehrwürdiger Meister. Es ist nur so, dass ich alt und schwach bin. Ich habe nur wenig Kraft, und so folge ich achtsam der Säge durch die Fasern des Baumes. Ich lasse die Säge den leichtesten Weg gehen, denn so werde ich nicht müde und meine Säge nicht stumpf.“ Da verneigte sich der Meister Liu Pang vor dem alten Holzfäller, der dem Dao ohne Willen und ohne Absicht so vollkommen folgte.*

Ein von Güte, Gewaltfreiheit und Absichtslosigkeit geprägtes Leben macht Laotse zum Ideal. Es kann von einer Ethik der Selbstlosigkeit und Bescheidenheit gesprochen werden.

Die Philosophie des Dao ist im chinesischen Leben und Denken tief verwurzelt. Sie hat sich im 2. Jahrhundert n. Chr. zu einer Volksreligion mit weiteren daoistischen Schriften entwickelt. Der „gläubige Chinese“ bemüht sich, den oben genannten drei Religionen zu dienen. Der Daoismus ist für das diesseitige Leben (Gesundheit) zuständig, der Buddhismus für das jenseitige Leben (Transzendenz) und der Konfuzianismus für den Staat (Pflichten gegenüber Familie und Gesellschaft).

Eine daoistische Auffassung in Schulen der inneren Alchemie (Neidan) besagt, dass der Mensch durch seine Zeugung nicht nur seine physische Gestalt gewinnt, sondern dass auch ein Funke des Dao mit in das neue Leben eingeht. „Er ermöglicht es dem Menschen, das Dao zu erfahren, es in sich zu entfalten und schließlich auch mit ihm zu verschmelzen oder zu ihm zurückzukehren. Die Rückkehr zum Dao ist ein zentrales Thema im Daoismus und eine wesentliche Perspektive im Hinblick auf die Frage nach Ziel und Sinn des Lebens“. [8]

Der menschliche Körper bildet im Daoismus eine unabdingbare Basis für den religiösen und spirituellen Weg, denn der Mensch verbindet in seiner aufgerichteten Haltung Himmel und Erde. Das ist noch am alten chinesischen Schriftzeichen für den Himmel zu sehen.

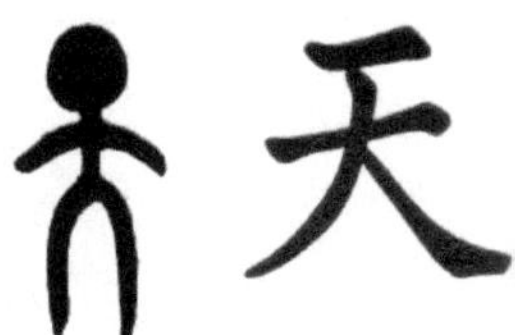

Abb. 5: Chinesisches Schriftzeichen für Himmel

Das Schriftzeichen stellt einen Menschen dar, der wie ein kleines Kind dasteht, die Knie gebeugt, den Kopf zum Himmel erhoben. „Sind die Füße verwurzelt und hält man den Kopf aufrecht, wird die Einheit von Himmel und Erde verwirklicht und den Übenden durchströmt ‘Himmlische Energie’.“ [9] In dieser Haltung werden Meditations-, Atem- und Körperübungen ausgeführt (siehe Abb. 6).

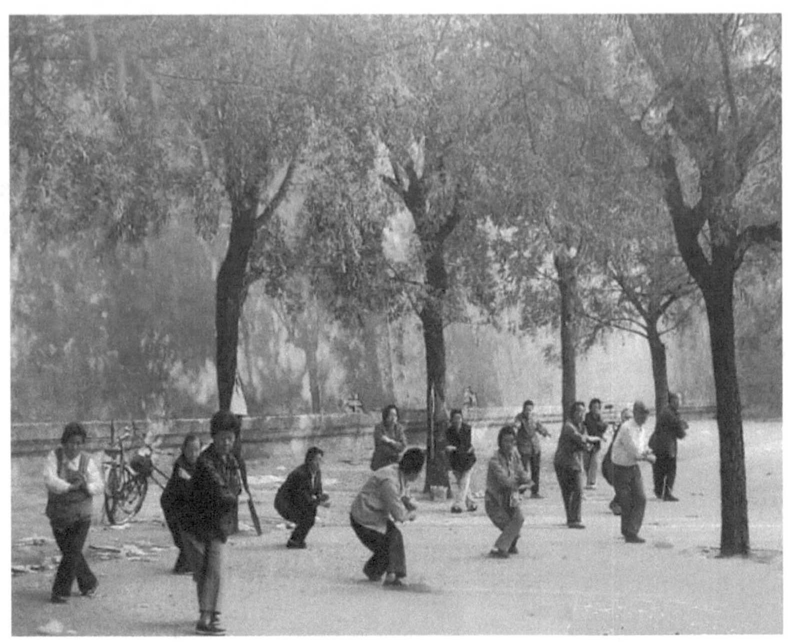

Abb. 6: Taiji im Park

2.5 - Vergleich Christentum und Daoismus

Christentum	Daoismus
Die Erde ist wüst und leer.	Leere, Chaos
Der Geist Gottes schwebte über dem Wasser.	Dao (All – Einheit, Mutter von Yin und Yang) ○
Erschaffen von Licht und Dunkel.	Yin und Yang: Zwei polare Urkräfte (Zweiheit) ☯

	Aus dem Dualismus der Urkräfte entsteht der Lebensatem Qi, der die Harmonie der beiden Kräfte bewirkt (Dreiheit).
Trennung von Land und Wasser.	Die Dreiheit schafft die 5 Elemente ...
Alles Lebendige wird geschaffen.	... und die 10.000 Dinge (alle Erscheinungen)
Höchstes Gebot der Liebe	Weltgesetz (höchstes Ordnungsprinzip)
Gott inkarniert in Christus.	Wirkkraft des Dao, die alles durchdringt (De).
Heiliger Geist, Lebensatem (Pfingsten)	Qi, Lebensenergie (kosmischer Atem)
Dreieinheit Vater – Sohn – Heiliger Geist	Dreieinheit: Körper – Geist – Atem (Qi)
Auferstehung zum ewigen Leben bei Gott.	Verschmelzen mit dem Ursprung Dao. ○
Jesus als Weg (Christusbewusstsein)	Das Dao als Weg
„Denn wer sein Leben festhalten will, wird es verlieren; wer aber sein Leben um meinetwillen verliert, der wird es gewinnen." (Luk 9,24)	*„Also auch der Berufene: Er setzt sein Selbst hintenan, und sein Selbst kommt voran. Er entäußert sich seines Selbst, und sein Selbst bleibt erhalten. Ist es nicht also: Weil er nichts Eigenes will, darum wird sein Eigenes vollendet?"* (Daodejing, Vers 7)

„Ihr seid der Tempel Gottes und der Geist Gottes wohnt in euch." (1 Kor 3,16)	Der Körper ist das Gefäß des Dao.
Den Willen Gottes tun. Sich durch den Heiligen Geist leiten lassen.	Dem natürlichen Lauf der Dinge folgen. Keinen Widerstand leisten, sondern entspannen und durchlässig werden für die Wirkkraft des Dao.
Das Wort „einverleiben". (Bibelstudium)	Über den Körper zur Vervollkommnung.
„Wohin könnte ich fliehen vor deinem Geist, wohin mich vor deinem Angesicht flüchten? Steige ich hinauf in den Himmel, so bist du dort; bette ich mich in der Unterwelt, bist du zugegen. Nehme ich die Flügel des Morgenrots und lasse mich nieder am äußersten Meer, auch dort wird deine Hand mich ergreifen und deine Rechte mich fassen." (Psalm 139)	*„Also, das Qi:* *So hell! In den Himmel steigt es auf.* *So dunkel! In tiefe Schluchten sinkt es hinein.* *So ausgedehnt! Im weiten Meer verteilt es sich.* *So hoch! Auf Berggipfeln weilt es.* *Daher kann dieses Qi mit (Körper)Kraft nicht festgehalten werden,* *mit Wirkkraft jedoch angesiedelt werden."* [10]
Die Hand an den Pflug legen und nicht mehr umschauen. (Lukas 9,62)	Ganz im Hier und Jetzt leben.
Der Mensch, geformt aus Erde, belebt mit dem Atem Gottes.	Der Mensch mit den Füßen in der Erde verwurzelt, den Himmel mit dem Kopf berührend.
Der Mensch ist nach Gottes Abbild geschaffen.	Der Mensch verbindet in seiner Aufrichtung Himmel und Erde.

Armut im Geist (Vertrauen)	Leerer Geist, Intuition (Loslassen, WuWei) *Das Dao tut nichts und doch bleibt nichts ungetan.* (Daodejing)
Das Herz öffnen: „Reinheit des Herzens“	Das Herz öffnen: „Leeren des Herzens“
Geist des Festes Einheit: Feiern in Gemeinschaft. (Liturgie) Feier der Auferstehung (Versöhnung)	**Geist des Tanzes** Ganzheit: Verschmelzung von Bewegung und Ruhe. (Körperübung) Dynamik der Bewegung (Balance)

Im Daoismus erscheint eine „Sicht des Lebens, die seinen Wert und sein Wesen nicht als ein Ringen um stetigen Aufstieg betrachtet, sondern als Tanz.“ [11] Jede polare Kraft enthält im Stillen den Keim des Gegenpols, wodurch ein unaufhörliches Anfangen und Enden, ein dynamisches Gleichgewicht entsteht (Balance). Der Zustand der inneren und äußeren Harmonie (das Einssein mit dem Dao) bewirkt Eigenschaften wie Güte, Toleranz, Intuition und Gelassenheit, die sich wiederum positiv auf die Mitmenschen und die Umgebung auswirken ohne aktives Wollen, sondern wie ein Stein, der ins Wasser fällt und weite Kreise zieht (WuWei).

In der biblischen Überlieferung der Schöpfungsgeschichte finden sich viele Parallelen zur daoistischen Auffassung (siehe Tabelle). Im Christentum wird ausgegangen von einem Schöpfergott, der alles aus der Leere (dem Nichts, dem Chaos) erschafft und es mit seinem Atem zum Leben erweckt und am Leben hält. Das Prinzip der Harmonie findet sich auch hier: Gott sprach „Es ist alles sehr gut“. Und dann richtet sich der Fokus auf die Verantwortung des Menschen, dem die gute Schöpfung anvertraut wird, um sie zu pflegen und zu bewahren und sich daran zu erfreuen. Gott, der Liebe ist, verbindet sich mit den Menschen und die Menschen untereinander und ermutigt und befähigt sie zum barmherzigen, liebevollen Handeln (Versöhnung).

Hierin sehe ich eine gegenseitige Bereicherung für Christen und Daoisten:

- Der Übungsweg des Taiji-Qigong kann Balance bringen im oft übertriebenen sozialen christlichen Engagement (statt Aufopferungsstreben die Wiederherstellung von Körper-Geist-Seele-Einheit).
- Der zu Individualisierung neigende Weg des Taiji-Qigong kann durch Mitgefühl und „Compassion[5] " zu mehr Interaktion in der Welt kommen. [12]

2.6 - Spiritualität und Sehnsucht nach Ganzheit

Ausgehend von einem ganzheitlichen Menschenbild kann gesagt werden, dass Menschen nach einem Gleichgewicht zwischen Körper, Geist und Seele streben. Sie sehnen sich danach, innerlich eins und ganz zu sein. Zwei Metaphern für diese Ganzheit sind das Bild des Festes und das Bild des Tanzes (siehe oben: Tabelle).

Wenn „spiro" bedeutet „Ich atme", ist Spiritualität das, was die Existenz meines Lebens ausmacht: der Atem oder das „Es atmet mich." Spiritualität wird auch hergeleitet vom lateinischen Wort spiritus (Geist). Allgemein gesagt, geht es also auch um alles, was das menschliche Leben mit Geist erfüllt, was ich vielleicht als heilig, heilsam erfahre durch das Spüren einer tiefen Verbundenheit mit anderen, mit der Natur, Kunst, dem Göttlichen usw.

Spiritualität bedeutet für mich darüber hinaus eine Geisteshaltung (spirit) der Suche nach Sinn, Tiefe, Mitte und Ganzheit meines Lebens und die Offenheit für eine Wirklichkeit, die ich nicht rational erfassen, aber in meinem Leben erfahren kann.

[5]**Charter for Compassion:** die englische ex-Nonne Karen Armstrong ruft weltweit zur „Anteilnahme" auf, die in der „Goldenen Regel" den Kern aller Religionen oder spirituellen Traditionen darstellt. Sie fordert dazu auf, die unantastbare Würde jedes einzelnen Menschen zu achten und, ohne Ausnahme, jeden mit Gerechtigkeit, Gleichheit und Respekt zu behandeln. Die **goldene Regel** besagt, dass wir andere so behandeln wie wir uns das für uns selbst wünschen.

Anlass für die spirituelle Suche kann die Erfahrung innerer Zerrissenheit und Enge sein. Das Gefühl, im Hamsterrad des Lebens gefangen zu sein. Leben im Autopilot. Das Eintauchen in unsere Konsum- und Spaßgesellschaft, in die virtuelle Welt oder ins weltweite Informations- und Kommunikationsnetz sorgt für kurzzeitige Ablenkung und schon erwachen neue Wünsche und Bedürfnisse, die mich umtreiben. Die Sehnsucht nach tiefer Verbundenheit mit mir selbst und dem echten Leben bleibt – der Durst der Seele wird nicht gestillt.

Im „Kleinen Prinzen“ von Saint-Exupéry heißt es: „Man sieht nur mit dem Herzen gut, das Wesentliche ist für die Augen unsichtbar“. Dieses Sehen mit dem Herzen kommt nach meinem Verständnis aus der Verbundenheit mit meinem tiefsten inneren Wesen, das ich mir als einen inneren Raum der Stille vorstelle, den jeder Mensch wie einen Schatz in sich trägt. Auf dieser tiefen seelischen Ebene machen Menschen innere Erfahrungen von „Licht, Leere, Ganzheit und universeller Liebe“. [13] Solche Erfahrungen sind „transrational“, d.h. nicht mit dem Verstand, der Ratio zu erfassen. Im Alltag werden wir häufig durch ein Wirrwarr an Gedanken und Gefühlen überspült (Die Daoisten sagen: Die Affen rasen über die Bäume). Gelingt es mir, lärmende Gedanken und Gefühle schweigen zu lassen und meine ganze Aufmerksamkeit auf den gegenwärtigen Augenblick zu richten, dann kann ich in Kontakt mit der seelischen Ebene, meiner Herzmitte Xin, kommen. Im Stillwerden und Horchen nach innen lerne ich, meine innere Stimme oder Intuition des Herzens (höhere Intuition) wahrzunehmen, die mir beispielsweise bei einer Entscheidungsfindung helfen kann. Klemens Speer hat sich (in Anlehnung an Ken Wilber) intensiv mit dieser transrationalen Ebene auseinandergesetzt. In seinen Büchern finden sich ausführliche Beiträge und Beispiele hierzu. [14] So erläutert er:

Das Herz nimmt alle Regungen des Verstandes und der Gefühle wahr, lässt sich aber nicht dadurch überwältigen, sondern bringt sie ins Gleichgewicht (Kopf-Bauch-Synchronisation), bringt sie zur Ruhe, wodurch der staunende, kreative und freie Geist Shen erwacht und von einer höheren Bewusstseinsebene aufs Ganze schaut (transrational). An der äußeren Welt hat sich dann nichts verändert, aber meine Sicht auf meinen Alltag als Ganzes wird völlig neu. So kann ich mich jeden Augenblick neu entscheiden, mein Bewusstsein zu erheben und Dinge aus einem anderen Blickwinkel zu betrachten. (siehe hierzu auch Kap.4.5 Versenken und Wandeln).

Spiritualität heißt für mich auch, in scheinbaren Zufällen eine tiefere Bedeutung, einen Sinn für mein Leben zu erkennen. Häufig tut sich erst im Nachhinein eine Antwort oder Einsicht auf. Kierkegaard sagt: „Gelebt wird nach vorn, verstanden wird im Nachhinein." Ich sehe Ereignisse dann in einem neuen Licht, ich erkenne vielleicht eine Fügung oder göttliche Führung, erfahre hierdurch wieder innere Weite und mein Vertrauen ins Leben kann wachsen.

Eine Metapher für das Schauen aus einer anderen und weiteren Perspektive ist das Bild eines gewebten Teppichs. Schaue ich nur auf die Unterseite des Teppichs mit dem Durcheinander an Fäden, Endstücken und Knoten, so entsteht der Eindruck des Willkürlichen und Zufälligen. Wechsle ich aber die Perspektive, drehe den Teppich um und schaue aufs Ganze, so erkenne ich darin ein einzigartiges Muster und Kunstwerk meines Lebens, ein persönliches Wachsen und Reifen vielleicht über viele Umwege, Höhen und Tiefen zu meiner ureigensten, einzigartigen Identität: „Werde der du bist".

Was hilft mir, diese transzendente Bewusstseinsebene zur Entfaltung zu bringen?

Petra und Toyo Kobayashi gehen von einer im Menschen natürlich angelegten Spiritualität aus. Durch die Verwirklichung des Loslassens und Entspannens in der Übung der bewegten oder stillen Meditation entwickelt sich unsere meditative Geisteshaltung zu immer größerer Bewusstheit und Aufmerksamkeit. [15] Sie empfehlen eine tägliche Übungszeit, um die Pflege und Entwicklung des Chi (feinstoffliche Energie) nicht zu unterbrechen. „So ist Meditation vor allem ein Weg, die natürliche Spiritualität des Menschen und damit den 'ganzen Menschen' wiederzuzulassen." [16] Der klare, ruhige Geist Shen (spirit) und der Herzgeist Xin (Seele) entfalten sich auf diesem Übungsweg auch ohne großes Bemühen darum. Liebe, Güte, Toleranz, Weisheit, Intuition und Bewusstsein kommen zum Vorschein und die aus dem Zen-Buddhismus bekannte Frage „Ist der Meister zu Hause", kann bejaht werden. [15]

Lernen können wir auch von der Spiritualität der Mönche. Sie machen uns darauf aufmerksam, dass es zwei unterschiedliche Lebenshaltungen gibt, die in wechselseitiger Spannung zueinander stehen. Die Lebenshaltung der Aktion und des Tuns sowie die Lebenshaltung des Innehaltens.

Reiner Aktionismus oder selbst Fanatismus läuft Gefahr, die Haltung der inneren Aufmerksamkeit und Achtsamkeit mir selbst und meiner Mitwelt gegenüber aus dem Blick zu verlieren. Ein rein nach innen gekehrtes Leben (meditatives „Versenken") bleibt nur bei sich. Es kann Ausgangspunkt, aber nicht Ziel des spirituellen Lebens sein. Vielmehr bringt mich eine spirituelle Lebenshaltung in Bewegung, den entdeckten inneren Schatz an die Welt weiter zu schenken (siehe Übungsreihen, Kap. 4.3 - 4.6). Ein natürliches Mitgefühl und Liebe stellen sich ein. Ich werde mir meiner Verantwortung für die Schöpfung, meiner kosmischen Identität bewusst. Dies wird sich auch im sozialen, kulturell-religiösen und ökologischen Handeln ausdrücken. Ken Wilber spricht von Liebe im spirituellen Sinne, wenn Menschen „sich selbst zum transpersonalen Bewusstsein entfalten und andere in diese Richtung unterstützen". [17]

In einer Zeit von Klimakrise, Ressourcenschändung, Terroranschlägen (wobei ein Menschenleben nicht mehr zählt) und anhaltenden Flüchtlingsströmen finde ich den folgenden Gedanken sehr aussagekräftig: „Man kann ohne Religion, aber nicht ohne Spiritualität leben." [18] Dieser Ausspruch stammt vom Dalai Lama, den Franz Alt in seinem Buch „Flüchtling" zitiert.

Klemens Speer appelliert an die Wesentlichkeit der Stille für die Entfaltung der transrationalen Ebene im Alltag, denn Stille ist der Atem der Seele, nährt die Seele. Speer spricht von der spirituellen Dimension als eine alles durchziehende Dimension der Ganzheit, Geborgenheit, mit der wir uns in der Stille verbinden können. [19] Diese Dimension ist schon da. Wir brauchen sie nicht selbst zu schaffen (siehe Kap. 3.1). In der stillen Meditation oder Kontemplation verbindet sich das Herz mit dem Sein („Ganz-Sein") oder wie es im alten Bibelbuch Prediger heißt: Gott hat den Menschen die Ewigkeit (Ganzheit) bereits ins Herz gelegt (Prediger 3,11).

Frère Roger (1915-2005), der Begründer der ökumenischen Klostergemeinschaft von Taizé, bot Menschen aus aller Welt ein hörendes Ohr und Herz, um nach Wegen des Vertrauens und der Versöhnung zu suchen. Er wies immer wieder darauf hin, dass die Suche und Sehnsucht nach Gott (Ganzheit) schon genügt als Antriebskraft auf dem persönlichen spirituellen Weg. Diese Antriebskraft versteht er als Gottes Heiligen Geist, der in uns wirkt. Im folgenden Gebet von Roger Schutz kommt dies zum Ausdruck:

„Barmherziger Gott
Du gießt in uns deinen Heiligen Geist aus.
Er entfacht in uns neues Vertrauen.
Durch ihn begreifen wir, dass schon allein die Sehnsucht
nach dir unsere Seele wiederaufleben lässt."

Der spirituelle Daoismus spricht weniger vom Geist des Dao, sondern mehr vom kosmischen Qi des Dao. Der ganze Mensch wird ebenso wie das ganze Weltall vom Qi durchströmt.

Im poetischen Weisheitsbuch "Neiguan Jing – Die Schrift der Innenschau" wird die innige Beziehung zwischen dem Dao und dem Herzen des Menschen beschrieben:

Das Dao wird vom Herzen erkannt
Das Herz wird vom Dao erleuchtet.
Ist das Herz erleuchtet, steigt das Dao zu ihm herab.
Ist das Dao zu ihm herabgestiegen,
durchdringt das Herz alles.

In den obenstehenden zwei Texten wird deutlich, dass das Dao oder Gottes Geist auf geheimnisvolle Weise im Menschen wirksam sind.

Diese Sichtweise hat die religiöse Strömung der Mystik hervorgebracht. Mystiker fühlen sich von der göttlichen Gegenwart berührt und ergriffen. Im Gegensatz zum Annehmen und Befolgen von Glaubensgrundsätzen geht es in der Mystik um die unmittelbare Erfahrung des Göttlichen im Menschen selbst und letztlich in allen Dingen (Immanenz). Gott ist in, vor, über und hinter allem ... Und zugleich ist er immer „der ganz Andere" (Karl Barth), das große Mysterium (Transzendenz), das sich unserem Zugriff und Vorstellungsvermögen entzieht und Ehrfurcht, Verwunderung und Bescheidenheit beim suchenden Beter hervorruft.

Mystik kommt vom griechischen Wort *mystikos* und meint „Augen und Mund verschließen, um eines Geheimnisses inne zu werden". [20] Im Christentum zogen sich darum die sogenannten Wüstenväter (ab dem 3. Jh.) an einen extremen Ort der Einsamkeit und Stille zurück und machten dort tiefgreifende innere Erfahrungen des Loslassens (der Leere) und zugleich Erfahrungen der Fülle und Verbundenheit in der mystischen Schau. Solche spirituellen Erfahrungen der Einheit (Einheitserlebnisse) führen zur Überwindung des Ich (Ego), zur Entdeckung des Selbst und dienen der Reifung des Menschen hin zu Mitgefühl, Friedfertigkeit und Weisheit. [21]

Wüstenväter wie Dionysios und Augustinus und andere Kirchenerneuerer wie Franz von Assisi, Meister Eckhart, Johannes vom Kreuz, Teresa von Avila sind die Urheber der kontemplativen Gebetspraxis. Sie beschreiben einen dreistufigen Weg der Mystik:

Reinigung – Erleuchtung – Vollendung (unio mystica).

In der Klostertradition wird versucht, sich für die Erfahrung der Einheit zu öffnen und sich darin zu üben:

- sich der Stille anvertrauen
- es geschehen lassen (Hingabe)
- den Atem lassen, bis tief in den Bauch hinein
- sich „in den göttlichen Urgrund fallen lassen" (so natürlich wie das Loslassen zwischen dem Ein- und Ausatmen)

In diesem Loslassen werde ich des inneren stillen Raumes in mir gewahr. Meine Grundhaltung wird heitere Gelassenheit, die die ursprüngliche Erfahrung aller mystisch -spirituellen Wege darstellt. Mit

Humor sagt Meister Eckhart: „Der Mensch, der gelassen hat und gelassen ist und der niemals mehr nur einen Augenblick auf das sieht, was er gelassen hat, der Mensch allein ist gelassen“. [22]

Der innere Raum der Stille, die Herzmitte oder das Herzbewusstsein, wird in der Literatur auf vielfältige Weise beschrieben als:

- Das tiefer liegende wahre Selbst (Zhuangzi, daoistische Philosophie)
- Die in Menschen natürlich angelegte Spiritualität, feinstofflicher Wesensbereich (Kobayashi)
- Bewusstsein des Seins als „fühlendes Erkennen“ (Eckhart Tolle)
- Der Heilige Geist, der in der Tiefe der Seele wohnt (Martin Luther)
- Das Christusbewusstsein im Menschen (Apostel Paulus) „Ich lebe; doch nun nicht ich, sondern Christus lebt in mir“ (Galater 2,20)
- Das Reich Gottes im Menschen (Christentum) Jesus sagt: „Das Reich Gottes ist in euch.“ (Lukas 17,21)
- Der innere Raum, das Heilige im Menschen (Anselm Grün) *„Wo das Heilige in mir wohnt, bin ich heil und ganz. In den inneren Raum der Seele können die Kränkungen, die mir andere zufügen, nicht vordringen*“ [23]
- Weisheit - Achtsamkeit - und Mitgefühl: Die allen fühlenden Wesen innewohnende Buddha-Natur (Buddhismus)
- Nicht-duale geistige Leere Shunyata (Buddhismus)
- Das Göttliche ist in allem gegenwärtig (Hinduismus)
- Göttlicher Funke im Menschen (Judentum)
- Gottes Gegenwart im Menschen, der „sich selbst entwird“ (Sufismus)
- Herz-Mitte (mittleres Dantian), wo Himmel und Erde im Menschen verbunden sind (Daoismus)
- Die innere Einheit von Gotteserfahrung und Selbsterfahrung (Teresa von Avila)
- Vertrauen und Frieden des Herzens (Taizé)

- Innere Heimat erfahren, wo wahre Heilung geschieht (Therapeut Bugental) [24]
- Integration des Gottesbildes, um zum innersten Selbst vorzustoßen (C.G. Jung, Transpersonale Psychologie)
- Berührung mit unserem inneren Wesen in der leibhaften Mitte (Leibarbeit nach Karlfried Graf Dürkheim)
- Den inneren Akku aufladen (Wellness)
- Formloses Gewahrsein (Ken Wilber) [25]
- Erkenntnis einer ins Geheimnis gehüllten Wahrheit (Neuplatonische Philosophie)

Wie hier beschrieben, verbindet die Mystik alle großen Religionen, östlichen Weisheitslehren, spirituell Suchenden sowie die Psychologie und Philosophie.

Willigis Jäger spricht von der Mystik als einer interreligiösen und interkonfessionellen Spiritualität.

2.7 - Die Mystik in den Weltreligionen

In allen großen Weltreligionen und Weisheitslehren haben sich mystische Zweige entwickelt mit eigenen (mystischen) Schriften und unterschiedlich ausgeprägten körperorientierten Übungswegen, abhängig von der jeweiligen Kultur. Kurz genannt seien hier der Weg des Zen aus dem Buddhismus, die Kontemplation aus dem Christentum, das Yoga aus dem Hinduismus, die Kabbala aus dem Judentum, der Drehtanz aus dem spirituellen Sufismus (Islam) und Taiji-Qigong aus dem Daoismus. Sie führen letztlich alle zum selben Ziel: die Verbindung des Menschen mit dem Allerhöchsten, die Verbindung von Himmel und Erde. Alle mystischen Traditionen sprechen vom Göttlichen als dem Urgrund allen Seins, der sich in der Tiefe des menschlichen Herzens manifestiert.

Das Herz steht in allen mystischen Traditionen als Symbol für die spirituelle Entwicklung des Menschen. Immer wieder geht es um das Öffnen des Herzens, um das Hineinhorchen und Sich-Verankern in der eigenen inneren Mitte. Zugleich geht es um das Vertiefen der

Wahrnehmungsfähigkeit mit allen Sinnen im Hier und Jetzt durch Verweilen, Lauschen, Schauen, Verwundern und Staunen. Auf diese Weise kann sich ein Gefühl des tiefen Einsseins mit allem Sein einstellen (Einheitserlebnis) und Tor zu innerer Lebendigkeit und Lebenskraft werden.

Viele Menschen machen solche transrationalen Erfahrungen, die ihnen das Herz oder das "Auge der Seele" (Platon) öffnen in ergreifender Musik, Tanz, Sport, Poesie, Kunst, in Naturerlebnissen sowie in liebevollen oder schmerzlichen Begegnungen und Ereignissen. Diese oder ähnliche Erfahrungen, so erläutert Marion Küstenmacher weiterführend, können „das Geheimnis der Wirklichkeit mitten in der Welt spürbar machen." [26] Solche Einheitserlebnisse nennen Mystiker auch Erfahrungen von Allverbundenheit. Die Grenze zwischen Innen und Außen, Raum und Zeit, Beobachter (Subjekt) und Objekt löst sich auf und ich fühle mich Teil eines größeren Ganzen (siehe hierzu Kap. 4.3-4.6. Ich spüre einen größeren Zusammenhang der Welt und zugleich nehme ich meine eigene Individualität intensiver wahr. Klemens Speer spricht von der kosmischen Identität und gebraucht hierfür das Bild vom Wassertropfen im Ozean. *„Wer das Meer des Dao gekostet hat, lernt, den Fluss (die Welle) seines Lebens erst richtig einzuschätzen und ist sich seines eigenen Wassertropfens im Ozean des Lebens bewusst."* (siehe Kap. 2.4)

Zu einer Taiji-Pfingstwerkstatt im Kloster Ohrbeck bei Osnabrück habe ich Kollagen zu den großen Weltreligionen erstellt unter dem Thema: „Das Körpergebet (Körpergebärden) in den Weltreligionen". Ausgehend von diesen Bildern beschreibe ich charakteristische Züge der Mystik im Christentum, Judentum, Islam, Hinduismus, Buddhismus und Daoismus. Dabei geht es um ein kurzes Skizzieren ohne Anspruch auf Vollständigkeit.

Ich lade den Leser ein, die ausdrucksstarken Bilder auf sich wirken zu lassen und mit Neugier und Respekt zu betrachten. Auf die Gemeinsamkeiten in den Weltreligionen geht Klemens Speer in Kapitel 5 näher ein.

Judentum

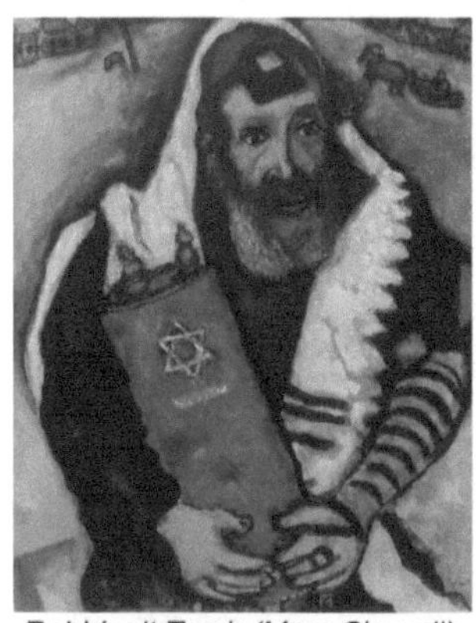

Rabbi mit Torah (Marc Chagall)

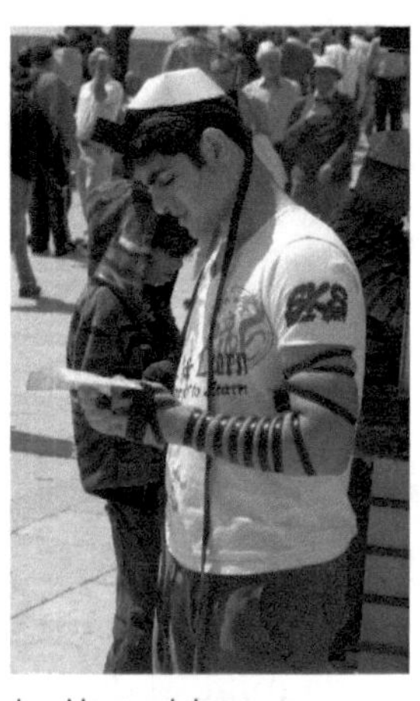

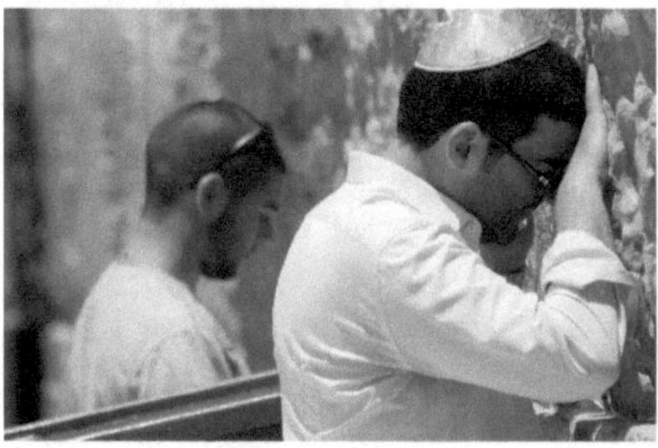

Darum sollst du den Herrn, deinen Gott, lieben mit ganzem Herzen, mit ganzer Seele und mit ganzer Kraft. (Deut. 6,5)

Lasst uns unser Herz zu Gott erheben, als ob unser Leben an einem Haar hängt. (Chassidisches Sprichwort)

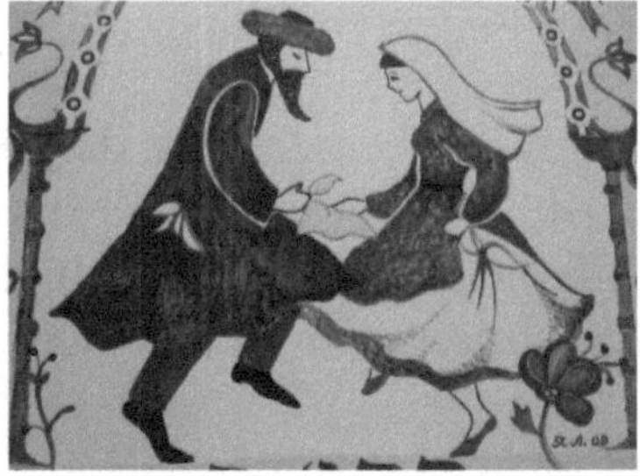

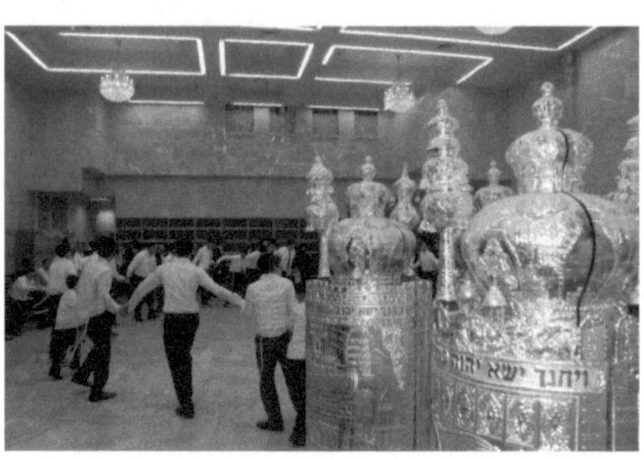

Abb. 7: Bilder Judentum

Die Mystik im Judentum

Das Judentum ist die älteste monotheistische Religion, die vor etwa 4000 Jahren in Israel entstand.

> *Darum sollst du den Herrn, deinen Gott lieben mit ganzem Herzen, mit ganzer Seele und mit ganzer Kraft. (Deut. 6,5)*
>
> *Lasst uns unser Herz zu Gott erheben, als ob unser Leben an einem Haar hängt. (Chassidisches Sprichwort)*

Der gläubige Jude strebt danach, heilige Worte der Torah in den Alltag hineinwirken zu lassen. Das Sprechen von traditionellen Gebeten während der täglichen Beschäftigungen und Ereignisse soll Gottes Gegenwart in Menschen sichtbar machen. Gerade im alltäglichen Geschehen wird der göttliche Funke erlebt.

Im Bibelbuch Sprüche 7,3 heißt es: „*Umgürte dich mit dem Wort des Herrn*". Das Tragen von Gebetsriemen um Stirn, Unterarm und Hand mit Gebetstexten aus der Tora hilft, sich stets wach und aufmerksam dem Gebet hinzugeben, das eigene Herz im immerwährenden Gebet zu Gott zu erheben (siehe Bilder zum Judentum).

Die mystischen Zweige des Judentums kommen insbesondere in den Schriften der Kabbalisten des Mittelalters (12.-17. Jh.) sowie im 18. Jahrhundert in der Bewegung der Chassidim zum Ausdruck. Im 20. Jahrhundert griff Martin Buber diese Ansätze wieder auf.

In der mystischen Kabbala kommen orientalische, biblisch-jüdische, islamisch-mystische und spanisch-romantische Einflüsse zusammen. Die Betonung der Freude als wichtiges Lebensprinzip verbindet den Chassidismus mit der islamischen Mystik. Die mitreißende chassidische Musik (Klezmer) und dazu ausgeführte Kreistänze bringen tiefe, überirdische Freude zum Ausdruck. Die Kreisform ist Symbol für das Göttliche, das göttliche Licht (Sonne) in der Welt. So heißt es in der Kabbala: *„Die Menschen brauchen Gott und Gott braucht die Menschen"*.

Die mystische Vereinigung mit Gott (Jahweh) geschieht durch das Niederreißen der „Verhüllung“, die Gott und Mensch trennt. Vorbereitet werden kann diese Einheit durch Studium der Tora und des Talmuds (eine nachbiblische Schriftensammlung), der Kabbala sowie durch Gebete, aber insbesondere auch durch Musik und Tanz. [27]

Alltägliche weibliche Metaphern für die Gegenwart Gottes in der Welt (Schechina) sind: Königreich, Garten, Brunnen, das große Meer, Schatztruhe, Herrlichkeit [Wikipedia, Judentum].

Chassidische jüdische Mystiker:

- Isaak Luria (1532-1574), Rabbi Israel Ben Elieser (1700-1760)
- Zeitgenössische Mystiker: Martin Buber, Etty Hillesum

Mystische Schriften:

- Das Hohelied der Liebe aus der Bibel (Altes Testament)
- Die Kabbala (Zehn Sephiroth, Baum des Lebens)
- Das berühmte Buch Zohar aus der Kabbala (Die Parabel von der Liebe zwischen Braut und Bräutigam steht für die Verbindung von Mensch und dem Geheimnis des Glaubens)
- Das denkende Herz: Die Tagebücher (1941-1943) von Etty Hillesum [28]
- Das Ziel aller Erziehung ist, dass der Mensch von der Gebundenheit zur Verbundenheit komme. [Martin Buber]

Christentum

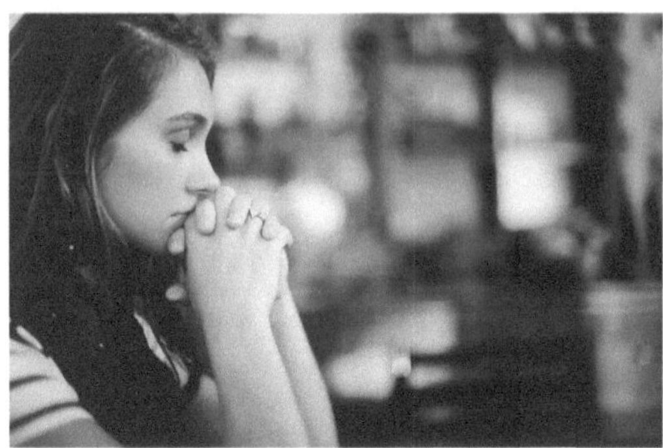

Selig, die reinen Herzens sind,
denn sie werden Gott schauen.
(Bergpredigt, Matt. 5,8)

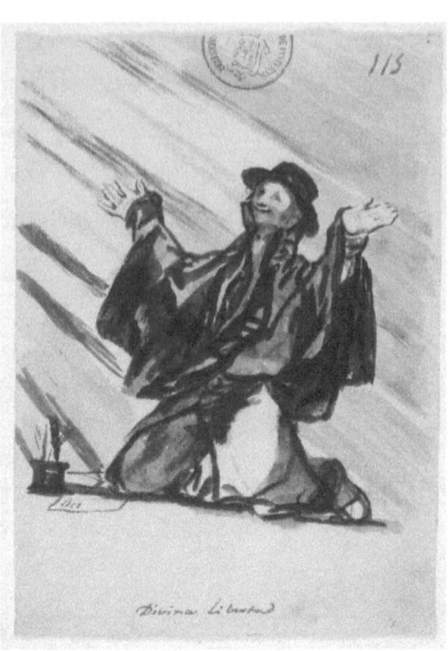

Göttliche Freiheit (Francisco Goya)
Prado, Madrid

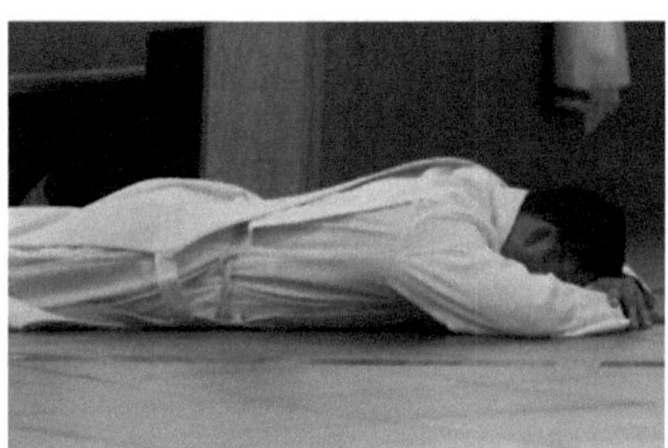

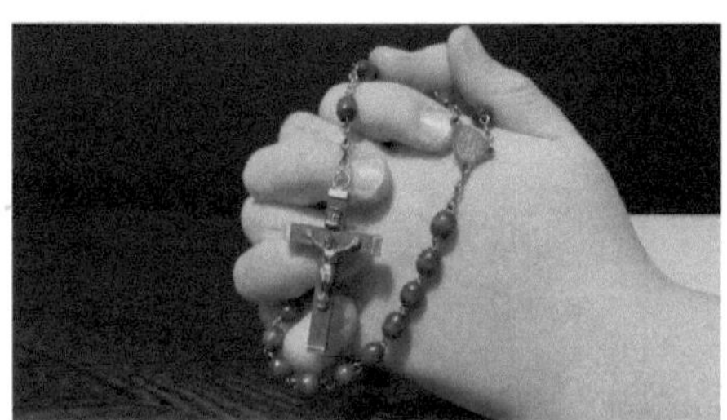

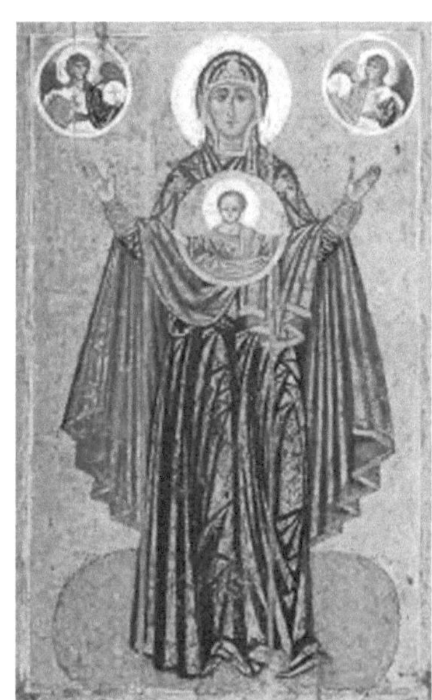

Abb. 8: Bilder Christentum

Die Mystik im Christentum

Mit der monotheistischen Religion des Christentums beginnt die Zeitrechnung in der westlichen Welt. Die Geschichte der christlichen Mystik reicht zurück bis auf den griechischen Mysterienkult Platons (428-348 v. Chr).

> *„Selig, die reinen Herzens sind, denn sie werden Gott schauen". (Bergpredigt Jesu, Matt. 5,8)*

In der biblischen Metapher des „reinen Herzens" ist das „Einwohnen" Gottes (Christus) im Herzen des Menschen gemeint durch den Heiligen Geist Gottes. Mystische Erfahrung ist eine persönliche Gotteserfahrung oder Glaubenserfahrung. Gott offenbart sich Menschen als Licht (Bekehrungserlebnis des Paulus), als Erlöser (Auferstehung, Ostern), als Feuer (Mose, brennender Dornbusch), als stilles Säuseln (Prophet Elija, Berg Horeb), im Kind (Geburt Jesu), im Pfingstwunder (Heiliger Geist), in der Liebe (Johannesevangelium), als göttliches Du (Martin Buber), als innerstes Innen (Augustinus) [Wikipedia, Christliche Mystik].

Der mystisch-christliche Weg kennt einen Stufenprozess, der bereits aus dem Mittelalter stammt und sich heute noch in christlichen Liturgien/Klöstern findet.

1. *Lesung, bei der man sich mit bestimmten Inhalten auseinandersetzt.*
2. *Meditation, in der man das Gehörte auf das eigene Leben anwendet.*
3. *Gebet, die Anrufung, Gott möge sich mit einem verbinden.*
4. *Beschauung (Kontemplation), in der die Übung in mystische Gelassenheit einmündet.*

Aus der christlichen Meditation hat sich die Kontemplation entwickelt, in der jegliche Aktivität und Fokus fehlen und es um das „reine Dasein im Angesicht Gottes" geht. Dieser mystischen Schau folgt das karitative Tun für die Gemeinschaft. Eine andere mystische Praxis, verbunden mit dem Atemrhythmus, ist das Herzens- oder Jesusgebet der Ostkirche. Die heute von Willigis Jäger gelehrte moderne christliche Kontemplation knüpft an die Sitz- und Atemübung des Zen an und gebraucht auch „christliche Koans“ (Jesus, Gott, Liebe, Maria) als Hilfsmittel der Bewusstseinszentrierung.

Anzumerken ist noch, dass es in der Mystik nicht um ein Wegträumen oder Sich-Verlieren in Phantasiebildern geht, sondern im Gegenteil um klare geistige Präsenz, die die Aufmerksamkeit voll und ganz auf das Hier und Jetzt richtet. So entwickelt sich eine größere Sensibilität und Wahrnehmungsfähigkeit für Missstände und Unrecht im persönlichen und gesellschaftlichen Umfeld.

Aufgrund der Suche nach spiritueller Freiheit trug die christliche Mystik wahrscheinlich zum Aufkommen der Reformation bei (Luther, 1517). Zur Zeit der Reformation hat man jedoch auch viele Gebetsgebärden abgeschafft. Eine weitere Verarmung des körperlichen Ausdrucks brachte der Rationalismus im 17. Jahrhundert (Aufklärung). Mit Descartes Ausspruch „Ich denke, also bin ich“ wird auf den Punkt gebracht, dass wir in unserem westeuropäischen Denken immer einen Unterschied zwischen Geist, Seele und Körper machen. Willigis Jäger betont, dass wir durch die Kopflastigkeit unsere körperliche Mitte vergessen haben. Er appelliert daran, dass „das Ich-Bewusstsein nur ein Teil unseres Gesamtbewusstseins ist, sich aber oft als Alleinherrscher gebärdet und im ständigen Kampf mit der Tiefe unseres Seins liegt. Es geht darum, die eigene Mitte, das eigene innere wahre Wesen, die Herzmitte zu finden bzw. wieder wahrzunehmen.“ [29]

Christliche Mystiker:

Augustinus, Franz von Assisi, Meister Eckhart, Teresa von Avila, sowie Karlfried Graf Dürckheim, Pater Willigis Jäger.

Mystische Schriften:

- Offenbarung des Johannes im Neuen Testament
- Richtlinien von Ignatius von Loyola (16. Jh.)
- Die Wolke des Nicht-Wissens (14. Jh., unbekannter englischer Verfasser)

- Predigten von Meister Eckhart (13. Jh.)

„Im Innersten und im Höchsten der Seele des Menschen erschafft Gott die ganze Welt“. (Eckhart, Predigt 43)

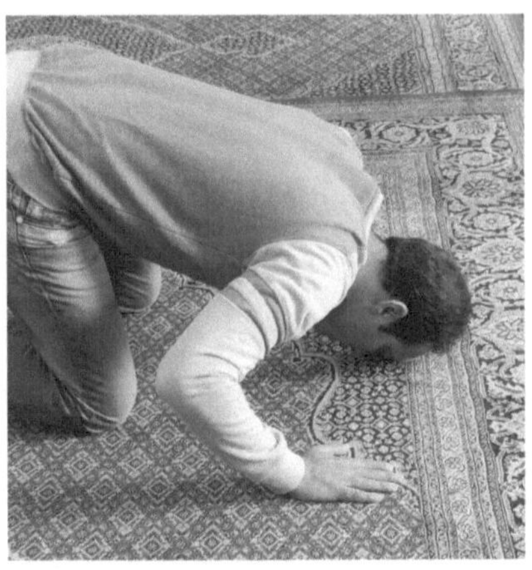

Islam

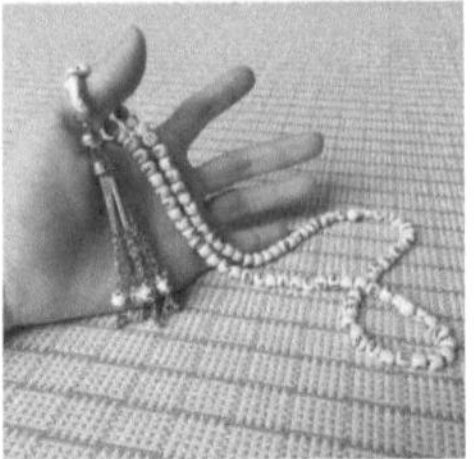

Durch Gebet und Gebetshaltungen werden Herz und Körper gereinigt.

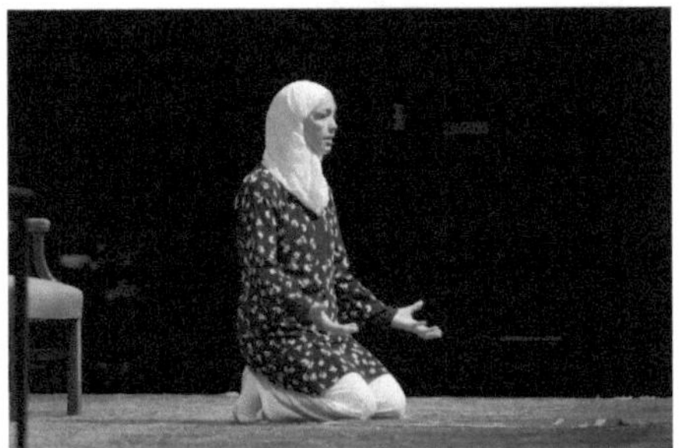

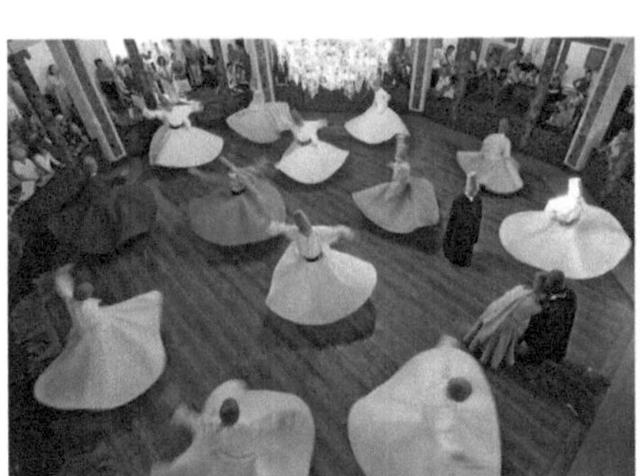

Sufi-Bewegung
Tanz nährt die Seele.
(Rumi, 13. Jh.)

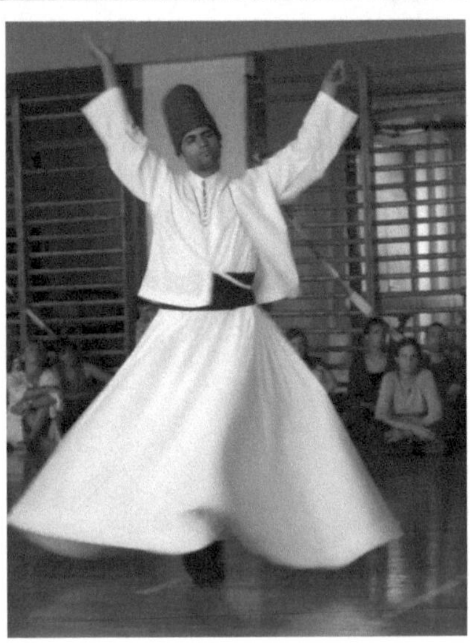

Abb. 9: Bilder Islam

Die Mystik im Islam

Der Islam ist die jüngste der großen Weltreligionen (5. Jahrhundert n.Chr.) und monotheistisch (Gott - Allah).

> *Durch Gebet und Gebetshaltungen werden Herz und Körper gereinigt.*

Durch tägliche feste Gebetszeiten in vorgeschriebenen Gebetshaltungen und auch durch Fasten und Tanz soll das Herz gereinigt und die Kluft zwischen Mensch und Allah überwunden werden. Gebetsschnüre helfen dem Beter, sich in einen tieferen kontemplativen Zustand zurück zu ziehen und werden zum Lobpreis Allahs gebraucht.

Im Islam entstand im 12. Jahrhundert die mystische Bewegung des Sufismus. Sie nahm auch christliche und neoplatonische Elemente (Plotin) in sich auf. Sufis sind die Erben der christlichen Wüstenväter und Mönche und die Vorläufer der christlichen Bettelorden. Kennzeichnend ist das Lebensprinzip der Freude und Ekstase, das vor allem in den schnellen rhythmischen Drehtänzen der Derwische (der mystischen Sufis) zum Ausdruck kommt.

Ein Wirbeltanz gegen den Urzeigersinn, begleitet von monotoner rhythmischer Musik, kann zu höchsten Erleuchtungserfahrungen führen. Er bewirkt den „Tod des Egos" und die Erneuerung der Seele zu ihrem ursprünglichen reinen Zustand. Rumi, der Begründer der tanzenden Derwische, betrachtet den Tanz als Nahrung der Seele.

„Acht Qualitäten prägen das Leben der Sufis: Großmut, Hingabe, Geduld, symbolische Handlungsweise, Fremdheit, Wanderschaft, Armut und das Tragen eines einfachen Gewandes aus Wolle." [30] Diese dienen der Schulung des Loslassens.

Islamische Mystiker und Schriften

- Rumi (Maulana Dschalal ad-Din ar-Rumi) ist der wohl im Westen bekannteste Sufi und persische Dichter des Mittelalters (1207-1273 n.Chr.). Besonders bekannt sind auch seine

Vierzeiler, die in knappen Worten Gedanken zur mystischen Einheit ausdrücken.

- Muyhiddin Ibn Arabi (1165 - 1240): spanisch-arabischer Sufi-Mystiker und Philosoph

„Glaubst du, ich weiß, was ich tue?
Dass ich einen Atemzug lang oder einen halben mir selber angehöre?
Nicht mehr, als eine Feder weiß, was sie schreibt,
oder der Ball vermuten kann, wohin er gleich fliegt.“ (Rumi)

„Wir brauchen Gott, um zu existieren, während Er uns braucht, damit Er Sich Selbst für Sich manifestieren kann. Auch ich gebe Ihm Leben, indem ich Ihn in meinem Herzen erkenne.“ (Arabi)

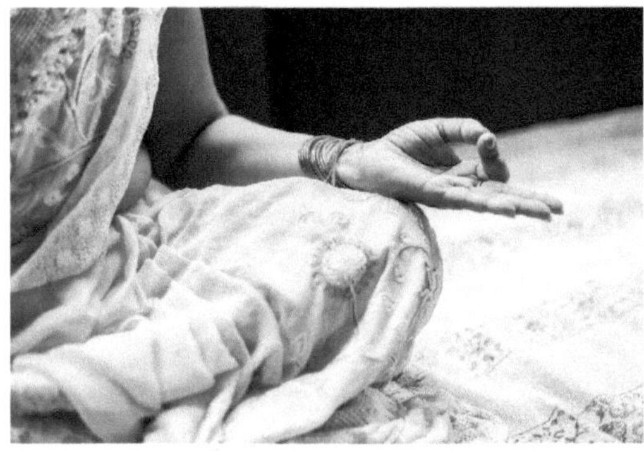

Hinduismus

Beten kommt aus dem Herzen.

Beten ist Zusammenschmelzen mit dem Herzen.

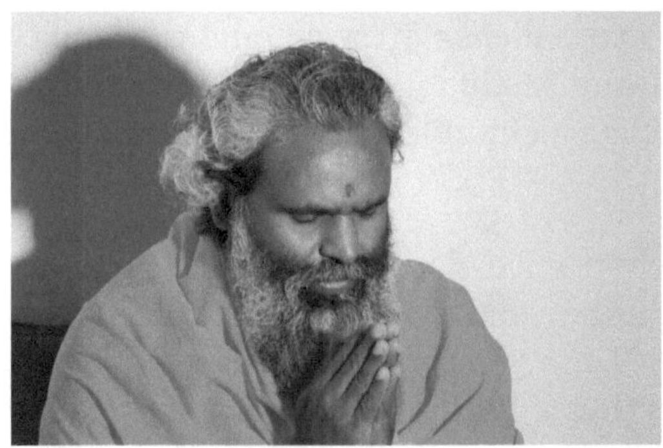

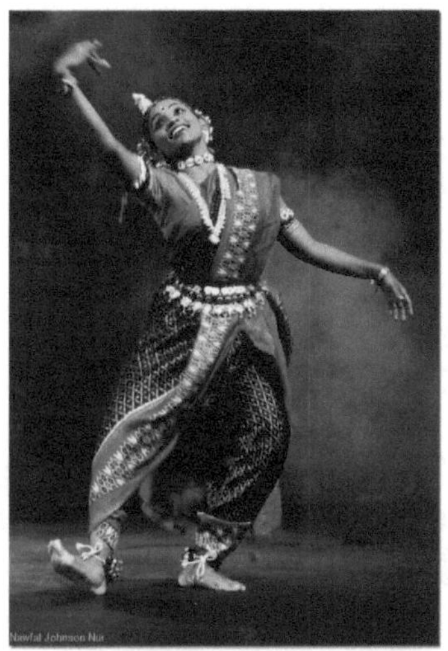

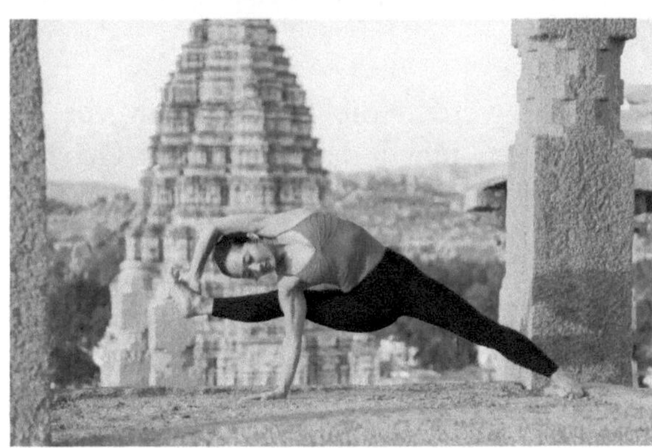

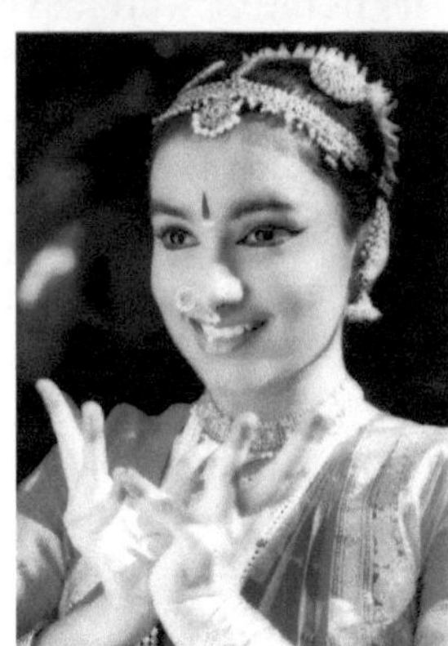

Abb. 10: Bilder Hinduismus

Die Mystik im Hinduismus

Der Hinduismus besitzt vermutlich die älteste Tradition der Mystik. Er entstand in den letzten Jahrtausenden vor Christus bis etwa 1000 nach Chr. Er kennt keinen Religionsstifter, sondern beruft sich auf uralte religiöse Schriften Indiens, u.a. die Veden, Upanishaden und die Bagavadgita.

> *Beten kommt aus dem Herzen. Beten ist Zusammenschmelzen mit dem Herzen.*

Ausgegangen wird von der grundlegenden Einheit von Atman (Seele, Selbst) und Brahman (das Unendliche, Göttliche). Brahman ist in allem gegenwärtig. Es zu erfahren setzt jedoch voraus, die eigene Wahrnehmung zu verändern. Dazu dienen Konzentrationstechniken und Körperübungen des Yoga, die Meditation und die Askese. Mahatma Gandhi fastete regelmäßig, nicht zuletzt um gesellschaftliche Veränderungen zu erreichen.

Zu den Meditationsformen gehört auch der Ausdruckstanz mit den unterschiedlichsten Körperhaltungen und symbolischen Handhaltungen (Mudras). Im meditativen Tanz verschmilzt das Herz mit dem Unendlichen. Der Tänzer oder Beter fühlt sich aufgehoben in einer Wirklichkeit „unaussprechlichen Lichts und unaussprechlicher Einheit". [Wikipedia, Mystik].

Beim indischen Gruß „Namasté" werden die Handflächen vor der Brust gegeneinander gelegt, eine wie ich finde sehr schöne Gebärde der Ehrfurcht allem Leben gegenüber, die besagt „Ich grüße den Gott in dir."

Die hinduistische Mystik will den Gläubigen zu einer ewigen Liebesverbindung mit seinem persönlich gewählten Gott (Vishnu, Shiva u.a.) führen. In dieser Einheit wird die Seele vom Kreislauf der Wiedergeburten befreit. [Wikipedia, Samsara]

Yoga-Schulen können eine große Hilfe sein auf dem mystischen Übungsweg. Wichtige Yoga-Richtungen sind das Yoga der Körper-

übungen, des richtigen Handelns, der intuitiven Einsicht und der liebevollen Hingabe (siehe Kap. 5).

Hinduistische Mystiker und Schriften

- Veden: älteste Schriften des Hinduismus. Sie enthalten Enthüllungen früherer Seher.
- Vedanta: alte Weisheitstexte des Yoga.
- Upanishaden: eine Sammlung philosophischer Schriften des Hinduismus, Texte zur mystischen Versenkung.

> *„Die eine Gottheit verbirgt sich in jedem Lebewesen, dennoch durchdringt Er alles und ist das innerste Wesen in Allem. Er vollbringt jede Arbeit und hat seinen Wohnsitz in Allem. Er ist das Zeugnis ablegende Bewusstsein, formlos und unsterblich." [Svetasvetar-Upanishad, VI.11]*

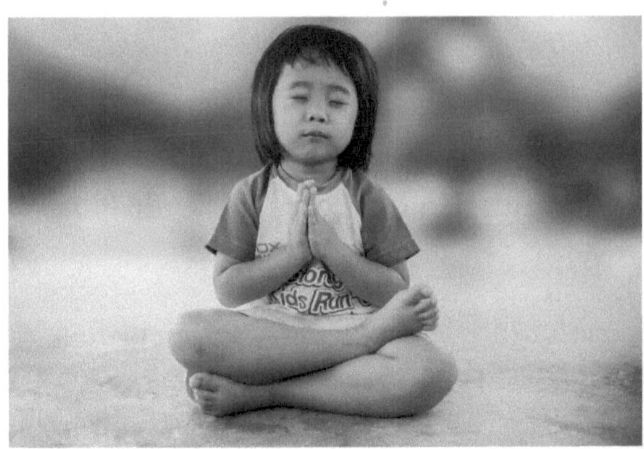

Buddhismus

Frieden kommt aus deinem Herzen,
suche ihn nicht außerhalb von dir selbst.
(Buddha)

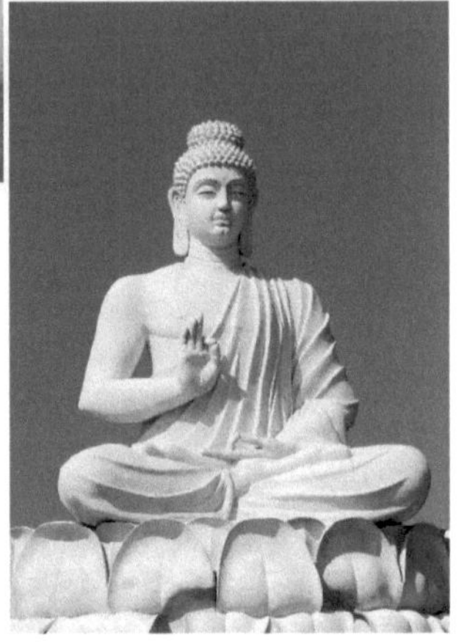

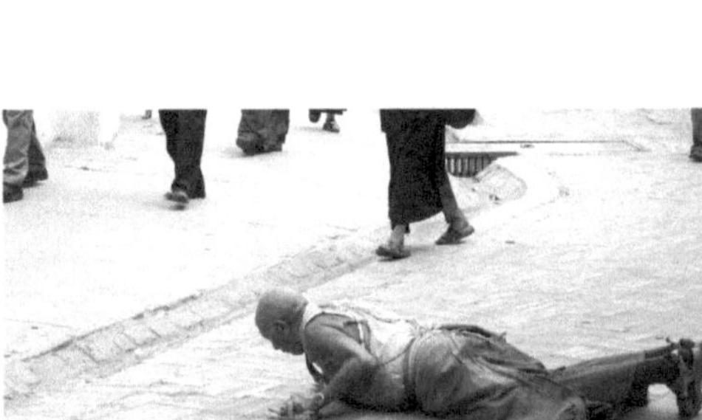

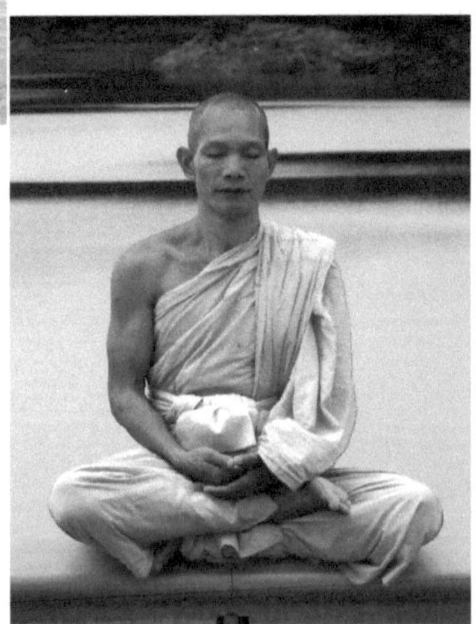

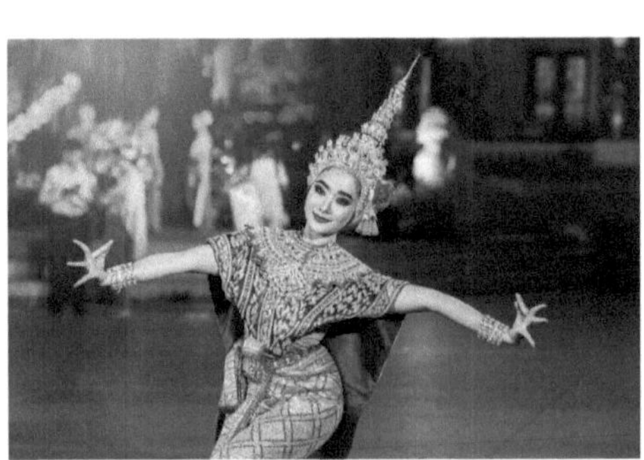

Abb. 11: Bilder Buddhismus

Die Mystik im Buddhismus

Der Buddhismus ist die erste Religion, die auf einen Stifter – Gautama Buddha Shakyamuni – (563 – 483 v. Chr.) zurückgeht. Er hat sich als Reformbewegung des Hinduismus entwickelt.

> *Frieden kommt aus deinem Herzen, suche ihn nicht außerhalb von dir selbst. (Buddha)*

Es geht in der buddhistischen Mystik um die geistige Überschreitung aller Gegensätze, um die Überwindung der Dualität des Lebens. Die Natur des Geistes wird im ursprünglichen Zustand als nicht-dual verstanden. Diese wird jedoch durch das Anhaften am Ich/Ego verschleiert, was zum Auftreten von Gier, Hass und Unwissenheit (die drei Gifte im Buddhismus) usw. führt, die Ursachen allen Leidens. Der gläubige Buddhist erhebt seinen Blick über alles Unvollkommene und Wandelbare in der Welt und strebt nach geistiger Leere (Shunyata), um den Zustand des Nirvana zu erreichen, denn im Frieden des Nirvana liegen unendliche Weisheit, Freude und Mitgefühl. Buddha heißt Erwachter oder Erleuchteter. Im Erwachen wird die den fühlenden Wesen innewohnende Buddha-Natur als immer schon zugrunde liegend erkannt (Mahayana Strömung).

Durch geistige Versenkung in der Meditation (Zen-Buddhismus, Za-Zen) im stillen Sitzen kann die duale Welt des Körpers und der Sinne überschritten werden, d.h. Gedanken und Wünsche können losgelassen werden, was wiederum zum Erkennen des eigenen ursprünglichen Wesens und zur Erleuchtung (Kensho, Satori) führen kann. In einem allmählichen inneren Prozess des Loslassens werden die oben genannten geistigen Anhaftungen in ursprüngliche Weisheit und Mitgefühl, tiefes Verstehen und Frieden des Herzens transformiert.

Acht Eigenschaften kennzeichnen den Weg des gläubigen Buddhisten zur mystischen Einheit. „Dieser Weg ist der Achtfache Pfad des rechten Erkennens, rechten Schließens, rechten Redens, rechten Handelns, rechten Broterwerbs, rechten Bemühens, der rechten Achtsamkeit und der rechten Versenkung." [31]

Buddhistische Mystiker

- Buddha Shakyamuni, Dalai Lama (Tibet), Thich Nhat Hanh

Buddhistische Schriften

- Der Pali-Kanon: Sammlung von Lehrreden des Buddha
- Buddhistische Meditationen (Mahayana-Sutras): Herz-Sutra und Lotos-Sutra
- Vipassana: Buddhistische Achtsamkeitsmeditation

„Die Buddha-Natur ist - vor allem anderen - Achtsamkeit. Die Übung der Achtsamkeit ist die Übung, den Buddha im gegenwärtigen Moment zum Leben zu erwecken.“ (Thich Nhat Hanh, buddhistischer Mönch, Schriftsteller und Lyriker)

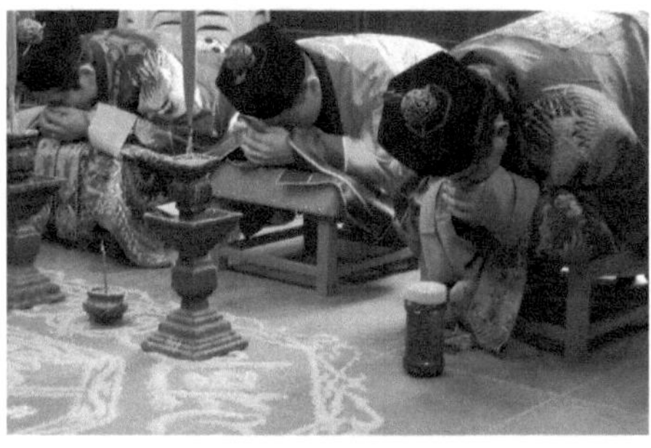

Daoismus

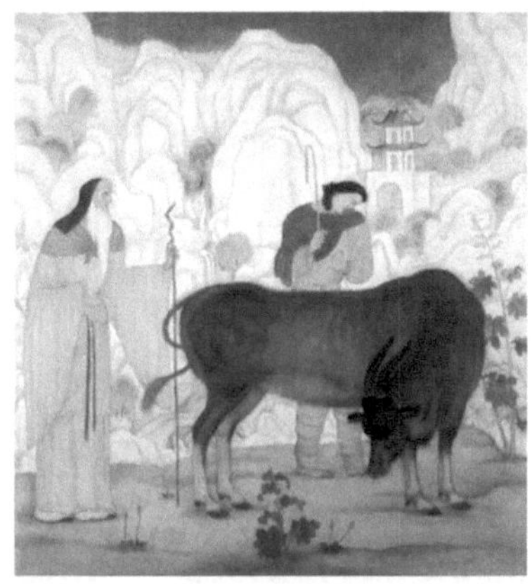

Leere dein Herz und lasse deinen Geist still werden, dann wird das Tao von selbst in dir seine Wohnstatt nehmen. (Neiguan Jing)

Laotse ist mit seinem Wasserbüffel unterwegs nach Tibet. Er darf nur über die Grenze, wenn er seine Weisheiten hinterlässt. So ist der Legende nach das Weisheitsbuch Daodejing entstanden.

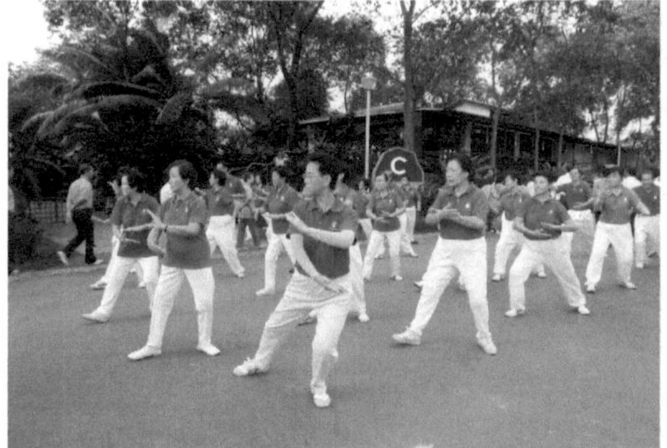

Das Dao schöpft die Dinge,
das De erhält sie,
die Dingwelt formt sie,
das Chi vollendet sie.
(Daodejing, Kap. 51)

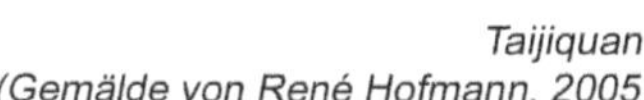

Taijiquan
(Gemälde von René Hofmann, 2005)

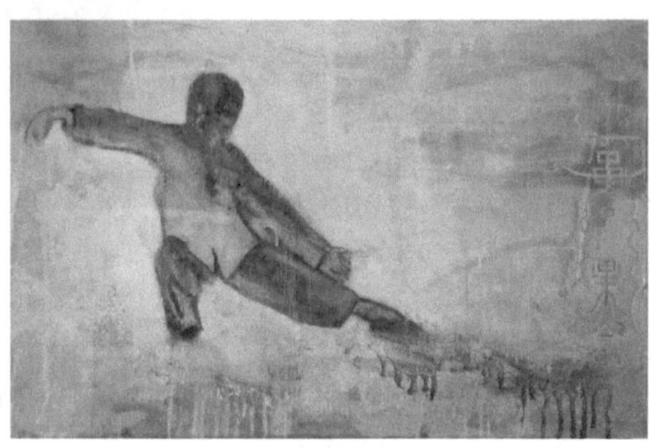

Abb. 12: Bilder Daoismus

Die Mystik im Daoismus

Während der Konfuzianismus ethisch-rational ausgerichtet ist, trägt der Daoismus die mystischen Elemente der chinesischen Religion in sich.

> *„Leere dein Herz und lasse deinen Geist still werden, dann wird das Dao von selbst in dir seine Wohnstatt nehmen“.*
> *(Neiguan Jing, S. 6A)*

Die chinesische Überlieferung besagt, dass das Dao nicht in Worte gefasst werden kann. Wohl aber kann man sich ihm annähern. Es nimmt Platz in einem Menschen, wenn das Herz leer und die Gedanken still sind. Die Pflege des Qi steht im sanften Bewegungssystem des Taji-Qigong zentral. So wird der Funke des Dao im eigenen Herzen gepflegt. [32] In dieser meditativen Geisteshaltung kann der Mensch zur ursprünglichen mystischen Einheit mit dem Dao gelangen. Im 3. Jahrhundert v. Chr. verglich der daoistische Philosoph und Mystiker Zhuangzi diesen Zustand mit einem Schwimmer, der sich wie ein Fisch durch Stromschnellen bewegt. Schwimmer und Wasser befinden sich in dem undifferenzierten Zustand der Einheit von Mikro- und Makrokosmos, der Harmonie zwischen Mensch und Kosmos. So wie der Fisch sich an die Bewegung des Wassers anschmiegt, so schmiegt sich der Daoist an den Lauf der Dinge, an den göttlichen Fluss des Lebens an. (siehe WuWei, Kap.2.4)

Imke Bock-Möbius fasst einen ähnlichen Vergleich von Willigis Jäger als folgt zusammen: „Wenn wir Gott mit dem Meer vergleichen, und wir Menschen die Wellen sind, dann ist die mystische Erfahrung so, dass sich die Welle als Teil des Ozeans wahrnimmt – und sich gleichzeitig das Meer als Welle erfährt.” [33]

Der Daoismus kennt zwei Meditationswege, die zur mystischen Einheit mit dem Dao führen.

- *Das Zuowang: die sitzende Meditation*
- *Das Taiji-Qigong: die bewegte Meditation*

Es können vier Entwicklungsstufen unterschieden werden. Die Übungsschritte beschreiben die Schulung einer sich stetig verfeinernden und vertiefenden und komplexer werdenden Wahrnehmung und Bewusstheit. Sie führen auf den verschiedenen Ebenen jeweils vom Groben zum Feinen.

Stufe		
1. Körper	grob:	Entspannung und Loslassen der groben Kraft
	fein:	Aktivierung der vitalen Lebensenergie
2. Energie	grob:	Wahrnehmen des Strömens der vitalen Lebenskraft Wu Wei und Gelassenheit
	fein:	Verfeinernte, vertiefte Wahrnehmung, Sammlung, Lenkung und Abgabe des Qi, Handeln aus der Mitte
3. Geist (Shen)	grob:	Konzentration des Geistes auf die Übung. So-Sein, Absichtslosigkeit
	fein:	Gedankenstille und Ruhe in der Bewegung Die Leere, Gestaltlosigkeit erfahren und selbstvergessen in ihr ruhen, Herz-Bewusstsein (Xin).
4. Einheit mit dem Dao: (Natürliche Stufe)		Innere und äußere Welt fallen zusammen (All-Einheit) Wu (Wuji) und Taiji sind eins. Taiji-Prinzipien und Alltag sind ganz miteinander verschmolzen.

Abb. 13: Entwicklungsstufen zur Verfeinerung der Wahrnehmung

Wie alle Religionen hat sich auch der Daoismus durch verschiedene Entwicklungsebenen entfaltet: von archaischen, magischen und mythischen Ebenen, über den rationalen zum mystischen Daoismus. In einem älteren Teil der westlichen Literatur vermischen sich Aspekte des magisch-mythischen Daoismus mit seiner mystischen Seite. Dadurch wird die daoistische Alchemie (der geistige Weg) oft magisch-mythisch interpretiert und ihre spirituell-mystische Seite wird nicht erkannt (siehe hierzu auch Kap. 3.2).

Daoistische Mystiker und Schriften

- Laotse: Tao Te King (Daodejing)
- Dschuang Dsi (Zhuangzi): Das wahre Buch vom südlichen Blütenland
- Neiguan Jing: Die Schrift der Innenschau

2.8 - Spiritualität in den Alltag bringen

Im oben gegebenen Überblick über die Weltreligionen leuchtet die globale Buntheit und Vielfalt des Lebens auf. Die Sehnsucht nach Frieden, der Blick nach innen und aufs Ganze in den kulturell geprägten, spirituellen Lebens- und Übungswegen – verschiedenste Wege zum selben Gipfel!

Nelson Mandela, der ehemalige Präsident von Südafrika, brachte den unterschiedlichen Religionen und Konfessionen in seinem Land große Wertschätzung entgegen und sprach von seinem „geliebten Regenbogenland". Nach zwanzig Jahren Haft im Apartheits-Regime war er nicht verbittert, sondern zur Versöhnung bereit und setzte sich für Gerechtigkeit und Gleichheit ein.

Die Brüder von Taizé leben täglich die Einheit von Aktion und Kontemplation und suchen und ermöglichen den Austausch mit Jugendlichen aus aller Welt. Darüber hinaus teilen sie in kleinen Gemeinschaften das Leben mit Menschen an verschiedensten Brennpunkten der Erde und setzen sich für gerechtere Lebensbedingungen ein. „Mit einem versöhnten Herzen kämpfen"- so fassen sie ihr Engagement zusammen. Die Kommunität lebt aus dem unerschütterlichen Vertrauen in die Weltoffenheit, Talente und den Tatendrang der neuen Generationen sowie in die Weisheit und Güte der älteren Menschen.

Auch die Ärztin und Pädagogin Maria Montessori war fasziniert vom im Kind schlummernden Potential und machte Forschungen hierzu zu ihrer Lebensaufgabe. Sie beobachtete, dass Kinder überall auf der Welt in einer für sie einladenden Umgebung dieselben Eigenschaften zeigten: „Selbstregulierung, Integration, Unabhängigkeit, Interpendenz, Koordination und Kooperation als Basis für Wohlbefinden und

Reifung.“ [34] Im Kleinen beginnend („Hilf mir, es selbst zu tun!“) … hin zur Weite und Offenheit der kosmischen Erziehung… wuchs ihr Vertrauen in heranwachsende Generationen, durch die „die unaufhörliche, kreative und gigantische kosmische Aufgabe des Menschen weitergeführt werden kann.“ [35]

Die Vision von der „einen Welt“ ließ John Lennon in den 70er Jahren seinen Song „Imagine“ schreiben. Die sich darin ausdrückende große Zärtlichkeit für diese Welt kann noch heute unsere Seele beflügeln:

> *You may say I'm a dreamer, but I'm not the only one.*
> *I hope someday you will join us and the world will live as one.*

Aus neuen Untersuchungen geht hervor, dass die heutige jüngere Generation, die weltweit vernetzt aufwächst, vermehrt den Blick auf das Wesentliche richtet und bewusste Entscheidungen trifft, zum Beispiel für ein nachhaltigeres Leben. [36] Bewusstwerdung ist der erste Schritt zu Veränderungen. Das kann im Rahmen der Erziehung geschehen, durch mutige selbstlose Politiker, durch „grüne“ Initiativen und durch viele kleine Schritte im Alltag jedes einzelnen, so dass diese wunderbare, aber auch so zerbrechliche Welt bewohnbar bleibt für uns und kommende Generationen.

Klemens Speer appelliert daran, dass nur eine tiefgreifende Veränderung im Bewusstsein der Menschheit zu einer Lösung der gegenwärtigen globalen Krise führen kann. Er spricht von der Notwendigkeit, eine transkonfessionelle Spiritualität, jenseits religiöser Einschränkungen und kultureller Normen, zu erfahren und zu leben. „Nur so kann eine wirklich befreite Spiritualität in die Welt gebracht werden, der kosmische Christus wieder auferstehen und seine Geburt in Bethlehem und an jedem anderen Ort auf unserem Planeten gefeiert werden. Bis dahin sind aber noch viele Entwicklungsschritte im Bewusstsein der Menschheit erforderlich.“ [37]

Die Bereitschaft hierzu wächst. Das zeigten Adventskonzerte 2018 vor ausverkauften Sälen in Bielefeld, wo viele Menschen tief berührt waren von dem folgenden Lied „The World For Christmas“. Es erzählt eine etwas ungewöhnliche Weihnachtsgeschichte aus den Augen eines gerade geborenen Kindes.

Es ist die Nacht vor Weihnachten, alles ist still im Haus,
die Strümpfe hängen bunt am Kamin für Sankt Nikolaus,
die Vorfreude groß für den kommenden Tag.
Da erzählt das Kind, dass es nicht recht zustimmen mag.
Ich bin neu auf dieser Welt, kam heute morgen erst an,
auf diesem schönen Planeten, so geschlagen und krank.
Ich brauche keine Geschenke, was ich habe reicht aus,
nur ein heimlicher Wunsch möchte aus mir heraus.
Ich möchte gerne die Welt haben zu Weihnachten,
diese blau-grüne Welt, die sich ewig dreht,
und ich möchte sie für immer behalten, wenn es geht.
Aber ich verspreche auch sie zu teilen,
damit jeder sich darum kümmern kann, sie zu heilen.
Ihr könntet euren Herzen folgen, aber ihr folgt einer Laune.
Die Gabentische halten die Geschenke kaum im Zaume,
und all euer Wünschen und Wünschen verstellt
den Blick auf die Zeichen dieser zerbrechlichen Welt.
I only want the world for Christmas!

Original "I only want the world" von der schwedischen acapella Gruppe „Real Group“ (Dt. Übersetzung von Martin Fuchs)

In den folgenden Kapiteln wird aufgezeigt wie der geistig-körperliche (spirituelle) Übungsweg der bewegten Meditation Taiji und Qigong uns im Alltag begleiten und von großem Nutzen sein kann. So wird es möglich „Himmel und Erde, oben und unten, miteinander zu verbinden und den Weg des Himmels mit beiden Füßen auf der Erde zu gehen.“ [38]

3 - Taiji: bewegte Meditation – aus östlicher und westlicher Sicht

Von Klemens J. P. Speer

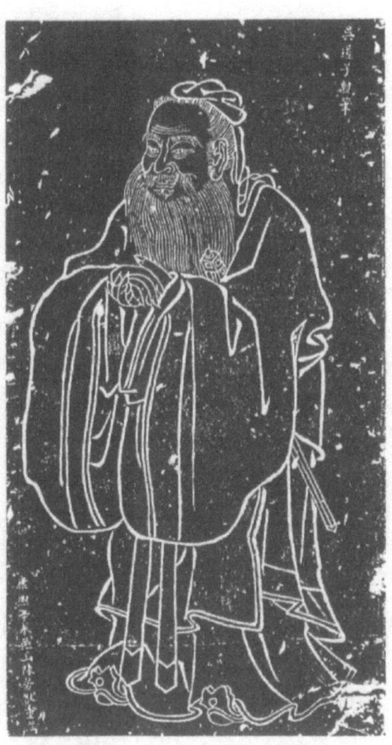

Abb. 14: Laotse, Der legendäre Begründer des Daoismus, etwa 500 v. Chr. Steinabreibung aus der T'ang-Zeit

3.1 - Daoistische Naturphilosophie und spirituelle Einheitserfahrung

Bevor im Kap. 4 praktische Übungen vorgestellt werden, soll im Kap. 3.1 die spirituelle Dimension des Daoismus, (als Bezugspunkt für die weiteren Ausführungen zum Kap. 3), erläutert werden. Dies geschieht für uns westliche Menschen, vor dem Hintergrund eines naturwissenschaftlichen Weltbildes und einer christlichen Kultur und der Praxis der Übungswege des Taijiquan, des Qigong, sowie des Zuowang (Sitzen in Vergessenheit), der daoistischen Form des stillen Sitzens. Das daoistische Weltbild soll möglichst einfach und allgemeinverständlich in einem „zusammenhängenden Bild" beschrieben werden. Es geht also nicht um eine rational ausdifferenzierte (oft auch in sich widersprüchliche) daoistische Philosophie, so wie sie in der westlich-wissenschaftlichen Fachliteratur über den Daoismus zum Teil zu finden ist, sondern um eine in sich konsistente (stimmige, geschlossene) daoistische, spirituelle Welterfahrung, die auch den neuesten Erkenntnissen der westlichen Wissenschaft standhält.

Um die wichtigsten Grundlagen der daoistischen Naturphilosophie vorzustellen, werden die weiter unten kursiv gesetzten, zentralen Bilder erläutert. Es wird bewusst von „Bildern" gesprochen, da die chinesische Sprache eine Symbol- und Bildsprache ist, die vielfältig gedeutet werden kann, selbstverständlich auch anders, als sie hier gedeutet wird. Eine Bildsprache ermöglicht es am ehesten, einen in sich geschlossenen Zusammenhang zu beschreiben. Diese Deutung des daoistischen Weltbildes ist also eine meditative, eine spirituelle Deutung.

Der *spirituelle Daoismus* lässt sich in fünf zentralen Bildern beschreiben: Dazu gehört *Wu* (Das Nichts) und/oder *Wuji* (Die Nicht-Energie), *Taiji* (Das Höchste Letzte) und das *Taiji-Symbol* (Das Yin- und Yang-Symbol), zudem *Wuxing* (Die fünf Wandlungsphasen) und *Wanwu* (Die Zehntausend Dinge). Danach werde ich mein Verständnis des *Dao* (das nicht mit Namen genannt werden kann) und die Erfahrung des *Dao,* als Tiefenerfahrung und Ziel der Übungswege der sitzenden und bewegten Meditation erläutern.

Beginnen wir mit Wu: Wu ist der Ausgangspunkt der daoistischen Naturphilosophie, die bis auf den Schamanismus, den *Wuismus* zurückreicht. Alles, die gesamte Welt der Erscheinungen, ist aus dem Wu, aus dem Nichts, (aus dem Nicht-Sein) entstanden und kehrt mit dem Vergehen zum Nichts zurück. Das sogenannte Nichts ist jedoch kein absolutes Nichts, sondern eine nicht greifbare oder fassbare Ebene (eine Leere), die in sich eine große lebendige Potentialität enthält, das sogenannte Wuji, wohl am besten mit Nicht-Qi oder Nicht-Energie übersetzt, die jedoch dennoch eine große feinstoffliche Lebendigkeit als Potential in sich enthält. Dieses Wuji wird auch manchmal mit dem *Yuan-Qi*, dem himmlischen Qi, einer sehr subtilen Feinstofflichkeit bzw. Feinst-Stofflichkeit gleichgesetzt.

Wu wird oft mit einem großen runden leeren Kreis dargestellt, der das Nichts, die Leere symbolisiert. Aber selbst der große runde leere Kreis, kann das Nichts nicht angemessen abbilden, da durch einen geschlossenen Kreis, ein inneres und ein äußeres Feld entsteht. Mir persönlich gefällt daher das buddhistische Symbol des offenen Kreises besser, da dadurch eine Verbindung oder eine Durchlässigkeit zwischen Innen und Außen zum Ausdruck kommt. Ein offener Kreis, also als Symbol für den Ursprung des Universums (noch vor dem Urknall!). Aus dem Nichts heraus entsteht Etwas, der ganze Kosmos, und in das Nichts hinein vergeht er wieder.

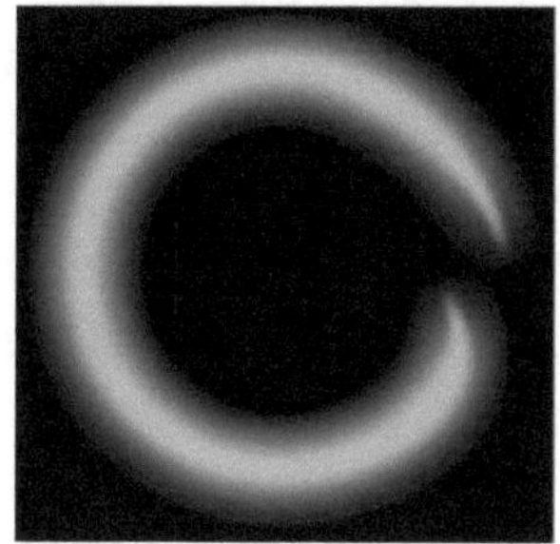
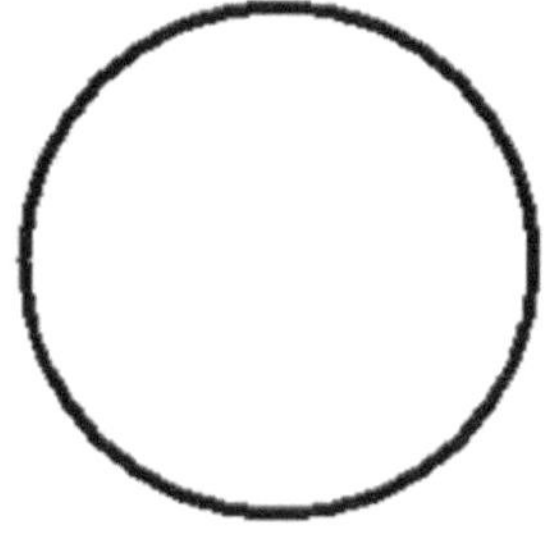

Abb. 15: Offener Kreis, Wu

Aus Wu und Wuji entsteht Taiji: Die höchste letzte Wirklichkeit teilt sich in zwei komplementäre (sich ergänzende Gegensätze), Yin und Yang genannt. So entsteht das Yin- und Yang-Symbol, die Monade des *Taijitu,* wie wir es alle kennen. Sie steht für alle denkbaren Gegensatzpaare, wie Licht und Schatten, Geist und Materie, Transzendenz und Immanenz, männlich und weiblich, Himmel und Erde, Westen und Osten, usw., usw. Die gesamte ostasiatische Kultur ist von diesem Symbol der Harmonie der Gegensatzpaare aufs Tiefste geprägt. Taiji, das höchste Prinzip, ist das Schöpfungsprinzip des Universums, die dynamische Kraft, die alles Lebendige antreibt. Ken Wilber nennt diese „Energie“ die Triebkraft des Universums.

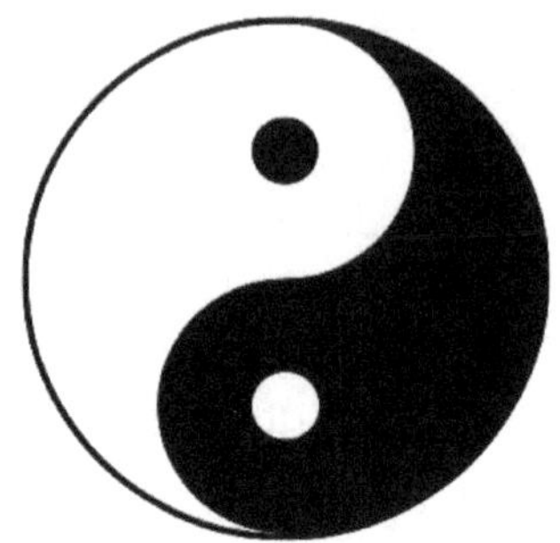

Abb. 16: Monade des Taijitu

Aus Taiji entsteht Wuxing: Die fünf Wandlungsphasen des individuellen und universalen Kosmos, auch fünf Elemente genannt. Dem Taiji, dem höchsten Schöpfungsprinzip, entspringt das dynamische Prinzip von Werden (Yang) und Vergehen (Yin), von Einatmen und Ausatmen und wird qualitativ durch die fünf Elemente oder Wandlungsphasen Wasser (Shui), Holz (Mu), Feuer (Huo), Erde (Tu) und Metall (Jin) symbolisiert. Dieses weiter ausdifferenzierte Schöpfungssystem kann auch als ein Kreislauf von Geborenwerden, Heranwachsen, Reifen, Altern und Sterben beschrieben werden. Es gibt keinen Tod, sondern ein ewiges Geborenwerden und Sterben als Prozess der Gleichzeitigkeit. Der gesamte Kosmos unterliegt diesen Wandlungen, alle Pflanzen, alle Tiere, alle Menschen, alle Planeten, alle Sonnensysteme und alle Galaxien.

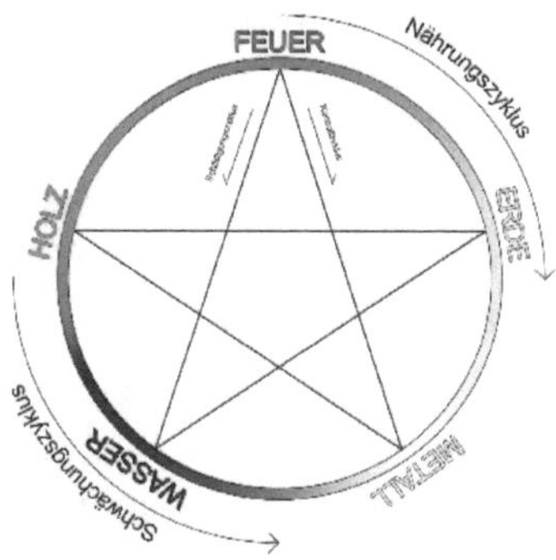

Abb. 17: Kreislauf der Natur, 5 Elemente oder Wandlungsphasen

Aus dem Wuxing entsteht Wanwu: „Die Zehntausend Dinge“, des bekannten und unbekannten Universums, also alles, was der menschliche Geist fassen oder nicht oder noch nicht fassen oder begreifen kann. Taiji und Wuxing sind also die Kräfte der rund 500 Jahre vor unserer Zeitrechnung entstandenen daoistischen Philosophie, die die daoistischen Weisen der Natur, dem Kreislauf der Natur und des Lebens, abgeschaut haben.

Was ist aber nun Dao? Das Dao ist das, was nicht mit Namen genannt werden kann, sagt uns das Daodejing (Tao Te King), das daoistische Weisheitsbuch des Laotse, auf den der Daoismus zurückgeführt wird. Das Dao, „der rechte Weg“, beschreibt die Einheit und die Allverbundenheit von Allem: Wu, Wuji, Taiji, Wuxing und Wanwu sind Eins im Dao. Wu ist eine „transzendente Ebene“ des Nichts, der „Leere“, zu der es durch Übung der Bewusstwerdung und Wahrnehmungsvertiefung aufzusteigen gilt. Wuji, Taiji, Wuxing und Wanwu ist die „Immanente Ebene“. Wu ist gleichsam der „Hintergrund“ der das gesamte materielle und energetische Universum durchzieht und alles miteinander vereint: Vor ihm wird der „Vordergrund“ abgebildet. Das Dao ist sowohl immanent als auch transzendent, der höchste Seins-Zustand der Einheit, der erfahren werden kann. Wu ist das leere Blatt Papier auf dem der ganze sichtbare Kosmos „gemalt“, abgebildet ist. Ohne Leinwand ist kein Bild möglich! Auch der Film, der Film des Lebens, braucht eine Leinwand, auf die er projiziert werden kann. Ganzheit wird somit durch Transzendenz (aufsteigen zum Wu) und Immanenz (die materielle Welt wird von Wu durchzogen) geformt.

Dies sagt uns mit anderen Worten auch die Quantenphysik (Hans-Peter Dürr): Es gibt keine feste Materie, so wie wir sie im Alltag erleben und trotzdem, und das ist paradox, haben die physischen Naturgesetze auf der Erde weiterhin ihre Gültigkeit. Die letzte Wirklichkeit ist nur, einerseits als Licht oder Welle und andererseits gleichzeitig als kleinster nicht greifbarer und nicht sichtbarer Partikel, als Quant oder Teil zu beschreiben. Dieser nicht greifbare und nicht sichtbare, aber „hoch lebendige Hintergrund" ermöglicht und kreiert das sichtbare und greifbare Universum.

Das Dao (die letzte Einheit) ist mit Worten nicht zu beschreiben, sagen uns alle Weisheitslehrer, aus allen authentischen spirituellen Traditionen. Es kann in seiner ganzen Tiefe und Verbundenheit nur erfahren werden. Wir können nichts darüber wissen. Das Ziel aller authentischen Übungswege ist, das Dao, die Einheit allen Lebens zu erleben und die Illusion aufzugeben, dass wir alle unabhängig als Einzelwesen existieren und dass es Dinge gibt, die unabhängig voneinander existieren können. Alles was wir sehen, hören, riechen, schmecken, fühlen und gedanklich fassen und erfahren können, ist Ausdruck dieser einen Wirklichkeit, der letzten Wirklichkeit, die der Abendländer Gott oder Meister Eckhart Gottheit nennt und der Daoist das Dao nennt. Aus dieser letzten Wirklichkeit können wir nicht herausfallen, das ist die „frohe Botschaft", egal was uns passiert, auch im Sterben können wir nicht aus dem Dao fallen. Wir können uns nur in das Dao fallen lassen, indem wir es erkennen, obwohl es auch ohne unser Erkennen immer schon da ist.

Zum Verständnis von zwei weiteren im spirituellen Daoismus herausragenden Bildern: *Wuwei,* ist das zentrale Lebensprinzip im Daoismus. Es meint Nichthandeln (handeln ohne zu handeln), ein müheloses Bemühen, verstanden als das individuelle „Ich" oder das „Ego" zurückstellen. Es ist das Prinzip, um die Ratio zu überschreiten und um die Einheit mit dem Dao, durch „Selbstvergessenheit im Tun", zu erlangen. *De* ist die „Wirkkraft" des Dao, so wie sich das Dao spontan in den Polaritäten des Taiji und in den Prozessen der Wandlungsphasen Wuxing mitten im Leben und im Alltag zeigt.

3.2 - Magisch-mythische Aspekte im Daoismus

Der spirituelle Daoismus, wie er unter 3.1. dargestellt wurde, hat sich ursprünglich wie alle großen Traditionen aus dem Schamanismus entwickelt. Vom archaischen (Wuismus) zum magischen zum mythischen und über den rationalen zum spirituellen Daoismus. Auch Texte aus dem Tao Te King (Daodejing) können heute noch auf mindestens vier Ebenen interpretiert werden: magisch, mythisch, rational und mystisch-spirituell (siehe hierzu Kap. 6).

Taiji als meditativer und gesundheitlicher Übungsweg stößt im Westen auf immer mehr Interesse. *(Wenn nachfolgend von Taiji gesprochen wird, wird Taiji als Oberbegriff für Taijiquan und Qigong verwendet. Wenn ausdrücklich Taijjiquan oder Qigong gemeint sind, dann werden diese Begriffe gewählt. Dies betrifft auch den 5. und den 6. Teil.).* Die *Aktualität von Taiji* lässt sich schnell erschließen, wenn man sich folgenden Versen des Daodejing zuwendet: „In einer Zeit bedrückender sozialer und politischer Verhältnisse (vgl. Kap. 75 Daodejing) beschränkt sich der daoistische Weise auf das Wesensnotwendige (Kap. 59). Er versucht, nichts Überflüssiges zu tun. Er stellt sich selbst in den Hintergrund (Kap. 2). Er erkennt den Wert des Nichthandelns (Kap. 43). Er tut nie etwas Großes und wirkt im Verborgenen (Kap. 63). Er stellt sich selbst hintenan und sucht nichts Eigenes (Kap. 7). Er kennt kein größeres Glück und kein besseres Leben, als im Einklang mit der Urwirklichkeit zu leben. Aus dieser Einheit heraus, in diesem Gleichklang mit der Urwirklichkeit muss er sich selbst kein Denkmal setzen. Er verändert nicht die Welt.“ [1]

Diese Form der Mystik hat eine große Aktualität, da der gesamte Westen in seinem eigenen Aktivismus zu ersticken droht. Diese Rückkehr zu den Wurzeln muss jedoch zu einer Besinnung nach vorn führen, die sich wieder mehr den inneren Werten zuwendet. Taiji-Übungen sind von außen gesehen ein Symbol für Langsamkeit, Ruhe und Stille, die eine besinnliche Entwicklung zu tiefer innerer

Achtsamkeit ermöglichen kann. Der Daoist übt den Geist in heiliger Gelassenheit, aktiver Geduld und einem Nicht-Tun, in dem nichts ungetan bleibt (Kap. 37). Es geht darum, nichts zu erzwingen und alles wachsen und reifen zu lassen. Nur daraus kann die Tragfähigkeit für wirklich Neues entstehen.

Jedoch muss Neues über ein magisch-mythisches und rationales Verständnis des Daoismus hinaus gehen. Im Westen ist in erster Linie ein philosophischer, rationaler Daoismus bekannt geworden. Auch viele Einleitungen von Taiji- und Qigong-Büchern stellen den philosophischen Daoismus dar. Jedoch findet sich in der daoistischen Literatur auch eine Vielzahl magisch-mythischer Geschichten, die einer rationalen Überprüfung nicht standhalten. Mystik übersteigt einerseits ein rationales Verständnis, bezieht es aber andererseits in sein Weltbild mit ein.

Es folgen drei Text-Beispiele aus dem Daoismus, die auf einer *magisch-mythischen*, auf einer *rationalen* und auf einer *mystisch-spirituellen* Ebene interpretiert werden können.

*Das erste Beispiel ist ein Text aus den Schriften Chuang-tses (*Zhuangzi)*:*

„In der Schlucht von Lü stürzt der große Wasserfall Tausend Fuß hinab, und seine Gischt ist meilenweit sichtbar. Unten in den schäumenden Wassern ist nie ein lebendes Geschöpf erblickt worden.

Als Konfuzius einmal in einiger Entfernung vom Rande des Wasserfalles stand, sah er einen alten Mann, der von den wilden Fluten mitgerissen wurde. Er rief seine Schüler herbei, und zusammen rannten sie, den Ärmsten zu retten. Aber als sie endlich das Wasser erreicht hatten, war der Alte ans Ufer geklettert, spazierte einher und sang vor sich hin. Konfuzius eilte zu ihm. „Du müsstest ein Geist sein, um das zu überleben", sprach er, „aber du scheinst doch ein Mensch zu sein. Was für eine geheime Macht besitzt du?"

„Nichts im Besonderen", erwiderte der Alte, „Ich habe schon in sehr jungen Jahren zu lernen begonnen und immer weiter geübt, während ich heranwuchs. Jetzt bin ich des Erfolges sicher. Ich gehe mit dem Wasser unter und komme mit dem Wasser wieder hoch. Ich

passe mich an und vergesse mich selbst dabei. Ich überlebe, weil ich nicht gegen die Übermacht des Wassers ankämpfe. Das ist alles.“ [2]

Ein *magisch-mythisches* Textverständnis nimmt den Text wörtlich, so als würde es buchstäblich darum gehen in den Wasserfall zu springen und das Überleben im Wasserfall zu trainieren. Es scheint darum zu gehen, sich im mythischen Sinne, heldenhaft abzuhärten, damit man solche Wunder vollbringen kann. Dieses Verständnis ist nicht nur sehr gefährlich, sondern kann unter Umständen tödlich ausgehen.

Wie kann nun dieser Text *rational* verstanden werden? Auf der Verstandes-Ebene kann erkannt werden, dass Konfuzius hier symbolisch für die Ratio steht, die Ratio (des Konfuzianismus) will den Alten (intuitiven Daoisten), der in Lebensgefahr schwebt, retten. Doch der Alte rettet sich selbst, indem er seiner Philosophie des Wuwei (handeln ohne zu handeln) folgt. Und Konfuzius ist scheinbar sprachlos. Jedenfalls wird in der Geschichte nichts weiter über ihn berichtet. Die Ratio versteht die Erfahrung des Intuitiven nicht.

Eine *mystisch-spirituelle* Interpretation geht über die rationale hinaus. Sie versteht die rationale Interpretation, erkennt aber, dass es in der Geschichte um mehr geht. Es soll das daoistische Lebensprinzip des Wuwei verdeutlicht werden. „Mit dem Wasser untergehen und mit dem Wasser wieder hochkommen“, bedeutet, mit dem Fluss des Lebens zu schwimmen. Wuwei meint ein feinfühliges, einfühlsames und intuitives Lebensverständnis von Handeln ohne zu handeln, von auf den Wellen reiten, von mühlelosem Bemühen, das ohne zu üben kaum erreicht werden kann. Und Üben meint im daoistischen Sinne Qigong, Taijiquan und Zuowang in Selbstvergessenheit zu praktizieren. Die Geschichte wird als eine Metapher verstanden, in der ohne viele Worte, dieses „Geheimnis“ vermittelt werden soll.

Das zweite Beispiel ist aus der daoistischen Alchemie:

Die daoistische Alchemie ist in besonderer Weise dazu geeignet, missverstanden zu werden, da sie sich einer symbolischen „Geheimsprache“ bedient. Das nachfolgende Beispiel stammt aus dem Buch „Das Geheimnis des Goldenen Elixiers“: Vers 8, von zwanzig Versen zu den inneren Lehren der daoistischen Alchemie. Der Vers soll hier als Beispiel dienen:

> *„Holz und Quecksilber, ein Fünkchen Rot;*
> *Metall-Blei, drei Pfund Schwarz.*
> *Quecksilber und Blei verbinden sich zu Körnern;*
> *Die Purpur-Golden Glänzen.“* [3]

Ein *magisches* Verständnis dieses Textes ist dazu geneigt, ihn wörtlich zu nehmen und zu glauben, es würde hier darum gehen, mit Hilfe von „Zauberkräften“, eine goldene oder goldglänzende Perle zu erzeugen. *Mythisch*, gefühlsmäßig könnte der Text so interpretiert werden, dass Reichtum an „Perlen“ nur von den „wissenden Geheimnisträgern“, also von denjenigen zu erlangen sind, denen durch ihre Macht diese Materialen zur Verfügung stehen (vom Adelsständen, Königen und Kaisern).

Rational denkende Menschen würden dieser Anweisung folgen und ausprobieren, die Materialen zu mischen. Dann würden sie leider feststellen, dass kein purpur-golden-glänzendes Körnchen (Perle) entsteht. Daher kann dieser Text nur als unsinnig und abergläubisch abgewertet werden.

Lui I-Ming, erfahrener daoistischer Adept, hat diesen alchemistischen Text von Chang Po-Tuan und die in ihm enthaltene geheime Symbolik in eine verständliche Sprache entschlüsselt. Thomas Cleary hat die darin enthaltene *mystisch-spirituelle* Tiefe ins Englische übersetzt und Ingrid Fischer-Schreiber ins Deutsche.

Nach Thomas Cleary kann der Vers 8, etwas verkürzt dargestellt, etwa wie folgt zu verstanden werden:

> *„Holz und Quecksilber sind ihrer Natur nach leicht und flüchtig und symbolisieren die spirituelle Essenz“, die ich persönlich gern Allverbundenheit nenne. Metallenes Blei „ist dicht und tendiert dazu, hinab zu sinken; es symbolisiert die wahre direkte Wahrnehmung.“ Von ersteren braucht man nicht viel „ein Fünkchen Rot“ (die Kraft des Feuers, das offene Gewahrsein) von zweiten braucht*

> *man viel „drei Pfund Schwarz" (die Energie des Wassers, die Begierdelosigkeit), die Energie und den Fleiß, das Wuwei zu üben. Dann können Blei und Quecksilber sich zu Körnern, die purpur-golden glänzen verbinden: Das bedeutet, es verbindet sich die „spirituelle Essenz" mit der „wahren Direkten Wahrnehmung" und somit kann das Ziel aller Meditation, die spirituelle Tiefenerfahrung mitten im Leben, die Wahrnehmung von Allverbundenheit dauerhaft verwirklicht werden.* [4] *(Siehe hierzu Kap. 4).*

Nun wird deutlich, dass die daoistische Alchemie, durch ihre Symbolsprache, in alten Zeiten geheim gehalten wurde, da die alten Meister die Gefahr sahen, dass ihr Wissen um die Praktiken der Meditation missbraucht werden könnte.

Ein drittes Beispiel ist aus dem Tao Te King (Daodejing), Vers 1:

Die meisten westlichen Übersetzungen versuchen, aus einer rationalen Perspektive den Vers zu verstehen und zu interpretieren, so auch die Übersetzung von Gia-Fu Feng und Jane English. Aber auch dieser Text kann *magisch-mythisch* missverstanden werden.

> *„Der Weg, der mitgeteilt werden kann, ist nicht der ewige Weg.*
> *Der Name, der genannt werden kann, ist nicht der ewige Name.*
> *Das Namenlose ist der Anfang von Himmel und Erde.*
> *Das Benannte ist die Mutter der zehntausend Dinge.*
> *Allzeit ohne Wünsche, sieht man das Geheimnis.*
> *Allzeit voller Wünsche, sieht man die Erscheinungsformen.*
> *Ihr Ursprung ist derselbe, unterschiedlich sind die Namen, sie erscheinen dunkel.*
> *Dunkelheit inmitten von Dunkelheit.*
> *Das Tor zu allem Geheimnis."* [5]

Der Vers ist *rational* letztlich nicht zu fassen, da er voller Widersprüche ist. Daher kann er rational nur verworfen werden. Dann gibt es nur noch zwei Möglichkeiten, entweder wird er magisch-mythisch missverstanden oder es gelingt, seine Tiefe intuitiv (mystisch-spirituell) zu erfassen.

Magische Interpretation deutet auf das Finden eines „geheimnisvollen Weges“, den es ausfindig zu machen gilt, denn die ganze Welt ist voller „Zauber“ und es geht darum, sich ganz der „göttlichen Mutter Natur“, auch der eigenen inneren Natur, ihren Impulsen und Trieben, hinzugeben.

Mythisch, (gefühlt) könnte der Text so verstanden werden, dass ich, als einfacher Mensch, der diesen Text nicht versteht, mich großen Stammesführern (Schamanen, Häuptlingen, Führern, Meistern, Königen) anvertrauen (oder unterwerfen) muss, die diesen Text richtig deuten. Mit anderen Worten: Lass alle persönlichen Wünsche los und unterwerfe dich völlig dem Führer (zum Beispiel der Nation). Wie schnell jede Form der Unterwerfung missbraucht werden kann, ist aus der Geschichte deutlich bekannt.

Wolfgang Kopp, westlicher Zen-Meister, findet aus einer *mystisch-spirituellen* Sichtweise andere Worte für denselben Text:

> *„Das aussagbare Tao ist nicht das ewige Tao.*
> *Der nennbare Name ist nicht der ewige Name.*
> *Das Namenlose ist der Anfang von Himmel und Erde.*
> *Das Namen-Habende die Mutter der abertausend Wesen.*
>
> *Darum:*
> *Beständiges Nichtbegehren schaut das Geheimste.*
> *Beständiges Begehren schaut nur Begrenztheit.*
> *Diese beiden sind desselben Ursprungs und nur durch Namen verschieden.*
> *In ihrer Vereinigung sind sie ein Geheimnis.*
> *Des Geheimnisses noch tieferes Geheimnis ist aller Geheimnisse Pforte.“* [6]

Nachfolgend noch ein dritter persönlicher Versuch, den Text in Anlehnung an die erste Übersetzung, jenseits aller Polaritäten zu verstehen und ihn, unabhängig von jeder spirituellen Ausrichtung, in Worte zu fassen. Dabei fließt mein eigener spiritueller Erfahrungshintergrund und Wortschatz mit ein. Und letztendlich ist das, was der Text sagen will, nicht wirklich in Worte zu fassen!

Die Erfahrung der letzten Wirklichkeit kann nicht mit Worten wiedergegeben werden.
Die Begriffe, die wir verwenden, sagen nichts aus über das wahre Leben.
Das Absolute ist der Anfang von Geist und Materie.
Das Benennbare erschafft alle unbelebten und belebten Welten.
Vollständige innere Freiheit sieht das tiefste Geheimnis.
Innere Abhängigkeit verengt den Blickwinkel auf Grenzen und Formen.
Beide Pole haben denselben nicht erkennbaren Ursprung.
Jenseits aller Polaritäten liegt das große Geheimnis:
Das dunkle Tor zum Licht, das lichtvolle Tor zur Dunkelheit.

Nur Menschen, die denselben tiefen spirituellen Erfahrungshintergrund haben, können sich über die Aussage von Worten, die eine Erfahrung widerspiegeln, verständigen.

Die Beispiele sollen verdeutlichen, dass Taiji-Übende Gefahr laufen können, sich geistig in oft anrührende Geschichten oder schwer verständliche Texte der Alchemie oder des Tao Te King zu verfangen und beginnen, sie im magischen oder mythischen Sinne zu verstehen. Dies würde ihrer inneren Entwicklung jedoch hinderlich sein, sie zurückfallen lassen in ein vorrationales Bewusstsein oder sie auf der Stelle treten lassen.

Dennoch können mit Geschichten und symbolischen Texten Wahrheiten über mystische Erfahrungen und Wege zu ihrer Verwirklichung vermittelt werden, wenn sie angemessen interpretiert werden.

3.3 - Entspannung und Gesundheit

Der westliche Mensch mit seinen vielfältigen gesundheitlichen Beschwerden sucht nach Entspannung, um nicht auszubrennen und um einen Burn-Out zu vermeiden.

Das Yin und Yang-Prinzip im Daoismus betont immer beide Polaritäten: aktiv in der Welt sein und passiv zur Ruhe kommen, Unten und Oben, Immanenz und Transzendenz, usw. In seiner Kosmologie steht der Mensch zwischen Himmel und Erde. Seine Aufgabe ist, das himmlische mit dem irdischen Prinzip zu vereinen und selbst zum Weg, zum Dao zu werden. Seine Ethik ist auf das Wu-Wei, das Nicht-Handeln, auf das Handeln im Einklang mit dem Dao, mit dem göttlichen Fluss des Lebens gerichtet. Das De, die Tugend, die Wirkkraft des Dao, beschreibt das spontane Handeln in der Welt im Einklang mit der eigenen Mitte.

Wie oben beschrieben, schöpfen die Polaritäten Yin und Yang des Taiji die Fünf Wandlungsphasen oder qualitativen Naturelemente (Wasser, Holz, Feuer, Erde, Metall). Sie stellen einen Lebenskreislauf dar und aus ihm entstehen die Zehntausend Dinge der Alltagswelt und des Universums. Dieser Lebenskreislauf kann auch als Geboren-Werden, Heranwachsen, Reifen, Altern und Sterben beschrieben werden und ist fest im daoistischen Denken verankert.

Nur wenn wir uns diesem Lebensprozess voll im Nicht-Tun hingeben, mit Gelassenheit und Humor, im Bewusstsein unserer inneren Allverbundenheit (Göttlichkeit), also Loslassen lernen von unserem Ego, nicht an den äußeren Zehntausend Dingen haften, wird es uns gelingen, den Weg des Lebens (Dao) mit Freude und mit beiden Füßen auf der Erde zu gehen. Nicht-Tun bedeutet Handeln, ohne zu handeln: Handeln im Bewusstsein unserer Endlichkeit und inneren Göttlichkeit, dem Lauf der Dinge folgen und uns nicht an den äußeren Dingen festhalten, sie aber bewusst zur Kenntnis nehmen. Anders formuliert bedeutet das: Handeln aus der Mitte und der vollen Totalität des Menschseins, des Menschen, der „nach oben" verbunden ist mit der geistigen Welt und „nach unten" verwurzelt ist mit der irdischen Welt und vertrauensvoll seinen Weg geht.

Taiji und Ökologie: Da Taiji im Stehen, in der Gruppe oder zu zweit geübt wird, kann es leicht draußen in der freien Natur geübt werden, so wie es in China praktiziert wird. Die langsamen Bewegungen und das Üben in der Natur spricht viele gestresste und überarbeitete Menschen im Westen mehr und mehr an. Das Üben im Freien ist auch ein Zeichen für die Wiederentdeckung der verschütteten eigenen Natur, der verschütteten eigenen Gefühle, die mit Hilfe des Taiji wiederbelebt und integriert werden können. Das Praktizieren der Übungen zu den Fünf-Wandlungsphasen (Wasser, Holz, Feuer, Erde und Metall) regt zudem dazu an, ein besseres Verständnis für die Naturkreisläufe des Lebens zu entwickeln. Da der Übende lernt, sich selbst besser zu spüren und wahrzunehmen, dadurch seine Gesundheit stärkt und der meditative Aspekt ihn in eine tiefe Selbst- und Lebenserfahrung führt, hat Taiji das Potential, bei uns im Westen zu einem *Massen-Volkssport* zu werden. Dies kann nur gelingen, wenn es seinen transformierenden spirituellen Charakter nicht verliert. (Auch Taiji im Westen kann zu einer rein sportlichen Angelegenheit degradiert werden, wie es schon in China geschieht.) Wenn es gelingt, die alte geistige Orientierung des Taiji zu erhalten, dann wäre es dazu in der Lage, Wesentliches zur so notwendigen Transformation der Menschen im Westen und Osten beizutragen. Es könnte helfen, viele Probleme zu lösen, die in den nächsten Jahren und Jahrzehnten nicht nur auf die Menschen im Westen, sondern auf die ganze Menschheit zukommen.

Nachfolgend eine Auflistung der gesundheitlichen Wirkungen des Taiji:

Taiji (Qigong und Taijiquan) hat vielfältige gesundheitliche Wirkungen und umfassende Auswirkungen auf das gesamte körperlich-geistig-seelische Gleichgewicht des Menschen. Es gibt keine gezielten Übungen (Ausnahme: medizinische Qigong-Übungen zu den fünf Wandlungsphasen) für bestimmte Beschwerden oder Krankheitsbilder. Ziel der Übungen ist immer eine umfassende Harmonisierung und Zentrierung des Menschen auf seine Mitte. Dadurch kommt der ganze Mensch in Bewegung mit all seinen Ideen, Gedanken, Gefühlen, Empfindungen, Handlungen und seiner Körperlichkeit.

Einige wichtige und immer wieder genannte Auswirkungen eines regelmäßigen Übens (mind. 20 Minuten täglich) sind nachfolgend stichwortartig zusammengefasst:

Körperliche Wirkungen

- Stressabbau, Lösung von Verkrampfungen und Verspannungen, vegetative Entspannung
- der gesamte Bewegungsapparat wird durchgearbeitet, Muskeln, Sehnen, Bänder und Gelenke werden gelockert und entspannt. Das wirkt u. a. gegen Rückenbeschwerden und gegen Probleme mit der Wirbelsäule und mit den Bandscheiben
- die Bewegungs- und Koordinationsfähigkeit wird verbessert bzw. die ursprüngliche Beweglichkeit kann wiederhergestellt werden, der Knochenbau wird gestärkt, Arthrosen und Gelenkbeschwerden gelindert und vorgebeugt
- die Vitalität wird gesteigert und chronische Krankheitsprozesse können aufgelöst und geheilt werden, die Verdauung wird verbessert und die Immunabwehr gestärkt
- Herz-Kreislauf-Erkrankungen bessern sich und können geheilt werden, der Blutdruck wird ausgeglichen und Venenerkrankungen wird vorgebeugt
- der Alterungsprozess wird verlangsamt

Seelische Wirkungen

- durch den Abbau von Verspannungen werden gleichzeitig energetische und gefühlsmäßige Blockaden abgebaut, psychische Ausgeglichenheit wird gefördert
- psychosomatische Beschwerden wie z.B. Kopfschmerzen, Rückenschmerzen oder andere diffuse Schmerzen können gelindert und geheilt werden
- seelische Blockaden, festgefahrene Denkstrukturen und Ängste werden erkennbar und können reduziert, gelindert und/oder aufgelöst werden

- die Atmung wird vertieft, Nervosität und nervöse Erschöpfung abgebaut, das Nervensystem gestärkt und Wohlbefinden und Zufriedenheit aufgebaut
- die Vertiefung der Atmung trägt dazu bei, Bronchitis, Asthma und sogar Lungentuberkulose (laut Cheng Man-Ching) zu verbessern und zu heilen
- der Energiefluss im Körper wird wiederhergestellt und damit das feinstoffliche Meridiansystem gestärkt. Die Abwehr gegen Erkältungskrankheiten wird gestärkt

Geistige Wirkungen

- der Geist wird ruhig, entspannt und leer und gewinnt an innerer Stille und Klarheit. Innere Ruhe und innerer Frieden kehren ein. Das Denken kann leichter eingestellt werden, wenn es nicht benötigt wird. Gleichzeitig gewinnt die Ratio an Klarheit und Präzision.
- die eigene Lebensphilosophie verändert sich in Richtung Gelassenheit, im Hier und Jetzt zu „Sein", achtsamer mit dem Leben und den Mitmenschen umzugehen und mehr Lebensmut und Lebendigkeit zu entwickeln.

Meditative Wirkungen

Taiji bereitet den Weg für innere Erfahrungen. Je besser die äußeren Übungen und Formen der Bewegungsabläufe beherrscht werden, desto mehr kann das meditative Element des Taiji zum Tragen kommen. Nach meist langem, konzentriertem, aufmerksamem und achtsamem Üben werden „Durchbruchs- bzw. Lichterfahrungen" (auch Erwachen, Aufwachen, Kensho, Erleuchtung, Satori oder Samadhi genannt) möglich. Der Übende erfährt einen Zustand von innerer und äußerer Harmonie. Er wird eins mit seinem Tun. Diese Erfahrungen von Ganzheit sind individuell sehr unterschiedlich und können mehr oder weniger stark in die Tiefe gehen. Sie können die Sicht der Welt grundlegend verändern und decken den tiefen Sinn des Lebens auf. Nun wird möglich, dass sich das "Samenkorn" entfalten kann, das in jedem Menschen eingefaltet ist. Dazu ist es unabdingbar, Taiji als Übungsweg zu begreifen und die Übungen auch nach solchen Erfahrungen (in angemessenem Umfang) konsequent fortzusetzen. Nur so ist es möglich, sich zum "ganzen Menschen" zu wandeln, geistig und seelisch zu reifen, eins zu werden mit dem DAO und einen dauerhaften Zustand von Einheit, Harmonie, Authentizität und Integration zu erreichen.

Die Verbindung von *Aufsteigen (Evolution)* und *Absteigen (Involution)* findet u.a. in zwei zentralen daoistischen Übungen, die auch im Taiji geübt werden, ihren Niederschlag: im sogenannten *Kleinen und Großen Himmlischen Kreislauf.* Beide Kreisläufe sind Energiekreisläufe, die auch in der Traditionellen Chinesischen Medizin eine wichtige Rolle spielen. Der Kleine Himmlische Kreislauf verläuft um den Rumpf. Er beginnt im unteren Dantian, verläuft über den Dammpunkt nach unten und steigt hinten an der Wirbelsäule nach oben, vom Steißbein bis zum Scheitelpunkt, und sinkt vorn über die zwei oberen Dantians wieder nach unten zum Bauchzentrum. Der Große Himmlische Kreislauf bezieht Arme und Hände, Beine und Füße in die Übung ein. In beiden Übungen geht es darum, energetische Blockaden zu lösen, damit die geistig-seelischen Energien oder das Feinstoffliche, wie die Chinesen sagen, gut zirkulieren und fließen können. Aufsteigende Energien sind also immer mit absteigenden Energien verbunden. Die Energien werden durch die nach oben oder unten gerichtete fließende Aufmerksamkeit des Geistes gelenkt. Diese Übungen können im Sitzen, Liegen oder im Stehen geübt werden. Ebenso ist in den fließenden Bewegungen der Taiji-Formen, die im Stehen ausgeführt werden, ein ständiges Sinken und Steigen der Bewegungen angelegt. Beide Übungsweisen können zur Erfahrung des Eins-sein mit dem Dao führen, die es mitten im Alltag, mitten im Leben zu verwirklichen und in die Welt zu bringen gilt.

3.4 - Kampfkunst und Boxen mit dem eigenen Schatten

Taijiquan ist traditionell in China untrennbar mit der Kampfkunst verbunden. Sie gilt als eine sehr effektive und feinfühlige Form der Selbstverteidigung, (die auch von Frauen gegen angreifende Männer in der Selbstverteidigung effektiv eingesetzt werden kann). Sie wird in China von Frauen und Männern gleichermaßen praktiziert. Jedoch stehen heute auch in China eindeutig die entspannenden und gesundheitlichen Wirkungen im Vordergrund. Die ohne Kampfkunstaspekte auskommenden Übungen des Qigong wurden auch in China erst in den 50er Jahren des letzten Jahrhunderts wieder rehabilitiert.

Taijiquan wurde in der Vergangenheit oft als Schattenboxen bezeichnet. Damit war gemeint, dass es darum geht, sich mit seinen eigenen Schwächen (Steifheit, Unbeweglichkeit, Festigkeit, Undurchlässigkeit, usw.) auseinanderzusetzen. Im westlichen Sinn kann das Schattenboxen auch psychologisch verstanden werden. Dann geht es darum, sich mit seinen eigenen unbewussten Seiten, mit seinen Schatten, auseinander zu setzen und sich diese Schattenseiten bewusst zu machen und mit ihnen umgehen zu lernen. Hierzu siehe weiter unten unter Punkt 6.2 (Integrale Entwicklung und Schattenarbeit).

Wirkungen der „Kampfkunst“ Taijiquan

Menschen, die in erster Linie an den meditativen und gesundheitlichen Aspekten des Taijiquan interessiert sind, haben häufig kein Interesse an Selbstverteidigung. Die Kenntnis der Anwendungen der Selbstverteidigungs-Techniken im Taijiquan führt jedoch dazu, die energetischen Aspekte des Taiji noch klarer zu verstehen. Durch die effektive Gestaltung der Bewegungen in den Anwendungen zur Selbstverteidigung kann eine Optimierung der Bewegungsabläufe (im energetischen Sinne) in den Formen des Taijiquan noch klarer erkannt und herausgearbeitet werden. Das führt dazu, dass das Qi noch mehr zum Fließen und Strömen gebracht werden kann. Die Kenntnis der Techniken kann also dazu führen, die Bewegungen noch klarer und gerichteter auszuführen und den Energiefluss deutlich zu verbessern.

Wichtige Prinzipien in den Partnerübungen (Tui Shou, Push Hands) sind Wurzeln, Sanftheit, Loslassen, Nachgeben und gerichtete Aufmerksamkeit. Ein entspannter, gesunder, beweglicher Körper mit einer klaren und festen inneren Struktur und ein wacher und aufmerksamer Geist sind Voraussetzungen, um sich effektiv verteidigen zu können. Die spielerischen und fließenden Partnerübungen des Taijiquan eröffnen zudem neue Erfahrungshorizonte im zwischenmenschlichen Umgang, bei Konfliktlösungen und im feinfühligen Kontakt miteinander. Nur wer oft genug verliert (loslässt), kann gewinnen. Die in der Form erlernten Prinzipien können in den Partnerübungen praktisch überprüft werden. Die Auseinandersetzung mit dem Selbstverteidigungsaspekt baut zudem Berührungsängste ab, stärkt die Selbstwahrnehmung und das Körperbewusstsein und fördert Selbstvertrauen und Selbstbewusstheit. Nur wer übertriebene Angst abbaut und angstfreier wird, kann sich jederzeit effektiv verteidigen und die geistigen und körperlichen Techniken des Taiji anwenden. Intuition, Schnelligkeit und Reaktionsvermögen werden nach langem Üben so gesteigert, dass der Übende unabhängig von der Anwendung von Techniken reagieren kann (siehe Cheng Man Ching: "Ich brauche keine Techniken").

3.5 - Haltungs- und Bewegungsprinzipien

Im meditativ und gesundheitlich ausgerichteten Taiji, das ohne Kampfkunsttraining auskommt, spielen Haltungs- und Bewegungsprinzipien, eine große Rolle. Sie wirken auf den ganzen Menschen ein, auf seinen Körper (Jing), seinen Energiehaushalt (Qi) und auf seinen Geist (Shen und Wu).

Nach dem Weltbild des Daoismus steht der Mensch zwischen Oben und Unten - Himmel und Erde. Diese Ausrichtung kommt im Übungsweg des Taiji zur Geltung. Es drückt sich u.a. im Prinzip des *Sinkens und Loslassens* aus, das den Kontakt mit den Füßen zur Erde betont. Ein weiteres wichtiges Übungsprinzip ist das *Aufrichten* oder das Gehalten-Sein vom Scheitelpunkt des Kopfes. Das innere geistige Aufrichten nach oben zum Himmel spielt also ebenfalls eine sehr bedeutende Rolle. Das *Zentrieren in der Mitte*, im *unteren Dantian*, aus der der Übende sich bewegt, stellt die Verbindung zwischen Himmel und Erde, oben und unten in der *Selbstverteidigung* dar. Das *Zentrieren in der Mitte im spirituellen Sinne* bedeutet, sich im *mittleren Dantian* (Herz-Chakra) zu verankern. Hier treffen sich Oben (bewusster leerer Geist) im *oberen Dantian* (Stirn-Chakra) und Unten im unteren Dantian (entspannter Körper) in der Mitte, um im Alltag sinnvoll zu handeln. Die langsamen Bewegungen deuten schon darauf hin, dass als fünftes Prinzip das *Fließen der Bewegungen* von Bedeutung ist, denn durch die Langsamkeit können sich Atemrhythmus und Bewegungsrhythmus verbinden und in Einklang fallen (im Sinn von Eins-werden).

Fünf zentralen Haltungs- und Bewegungsprinzipien *Sinken, Aufrichten, Zentrieren, Fließen und Loslassen* können vielfältige Aspekte des körperlichen, energetischen und geistigen Übens zugeordnet werden:

Die Haltungs- und Bewegungsprinzipien des Taijiquan

1. Sinken und Zuordnungen

Kurze Beschreibung:

- Erde, Kontakt zum Boden, Kreuzbein in die Senkrechte sinken lassen (Steißbein leicht nach vorn), Leiste leicht beugen, in den Knien leicht einsinken
- entspannen - loslassen - erden - wurzeln
- klare Gewichtsverlagerung - Spiralen - voll und leer

Klassische Schriften:

- „Die innere Energie, Qi, wurzelt in den Füßen, überträgt sich durch die Beine und wird von der Taille (Hüfte) gesteuert, um sich schließlich durch den Rücken zu den Armen und Fingerspitzen zu bewegen."
- „Setze den Geist ein, um deine innere Energie zu trainieren. Lass die innere Energie sinken und fest an deinem Körper haften. Schließlich kann die innere Energie ins Knochenmark hinein verdichtet werden."
- „Gehe wie eine Katze" (mit voller Konzentration und federleicht - im Sinne von federnd)

Übertragung auf den Alltag:

- Wie gut bin ich im Leben mit der Erde, materiell (auch finanziell) verbunden?

- Wie groß ist meine innere Stabilität und Standfestigkeit als Mensch?

2. Aufrichten und Zuordnungen

Kurze Beschreibung:

- Himmel, Wachsen, Aufrichten zum Scheitelpunkt, Kinn zurücknehmen (obere Brustwirbelsäule und Nacken ausrichten (Mantak Chia), Schultern hängen lassen, Brustbein sinken lassen, Ellbogen entspannen, Wirbelsäule nach oben strecken, Kreuzbein in die Senkrechte sinken lassen (Steißbein leicht nach vorn)
- von unten und von innen her aufrichten - gerade Wirbelsäule - bis zum Scheitelpunkt - der Geist führt - loslassen

Klassische Schriften:

- „Ist der Geist (Shen) geweckt, braucht sich der Übende um Schwerfälligkeit und Unbeholfenheit nicht mehr zu sorgen. Er hat dann das Gefühl, von oben her am Scheitelpunkt des Kopfes gehalten zu sein."
- „Der Geist führt. Das Qi ist das Banner, die Hüften der Mast."

Übertragung auf den Alltag:

- Wie stark bin ich im Geistigen verankert? (Intuitiver Geist, nicht-rationaler Geist. Die Ratio ist ein Werkzeug, das man, wenn man es nicht braucht, beiseitelegen sollte.)
- Wie präsent ist meine Aufmerksamkeit und Achtsamkeit?

3. Zentrieren und Zuordnungen

Kurze Beschreibung:

- Bewegung aus der Mitte (Dantian), Einheit des Körpers in der Bewegung - Center Equilibrium (Kobayashi - Zentriertes Gleichgewicht zwischen Yin und Yang horizontal und vertikal) - koordinierte Bewegung („ohne Arme usw.") - ausgleichender Bezug auf die Körperseiten (ausgewogen) - Einheit in der Bewegung (reduziert auf das Wesentliche)

- spiralförmiges Drehen und Sinken nach unten in den Fuß und nach oben zur Hüfte
- entspannte tiefe Atmung - „Flaschenatmung“ (Mantak Chia) - Vertiefen des Bewusstseins durch Loslassen

Klassische Schriften:

- „Von den Füßen zu den Beinen, von den Beinen zu den Hüften (von den Hüften zum Rumpf, vom Rumpf zu den Armen, von den Armen zu den Händen- d.V.) soll sich alles als Einheit bewegen.“
- „Jede Handlung ist mit allen Handlungen verknüpft; die Ruhe eines Teils bedeutet die Ruhe des Ganzen.“
- „Stehe wie eine Waage im Gleichgewicht; bewege dich wie ein Wagenrad.“
- „Durch die Regulierung des Atems wird der Körper leicht und beweglich. Wenn das Qi bzw. der Atem auf natürliche Weise gepflegt wird, gibt es keine schädigenden Nebenwirkungen.“
- „Inmitten der Ruhe ist Bewegung, ebenso ist in der Bewegung Ruhe.“
- „Die innere Energie sollte erweitert und in Schwingung versetzt werden wie der Schlag einer Trommel“ (aufs untere Dantian), die spirituelle Energie sollte nach innen zum Zentrum des Körpers verdichtet werden (Konzentration aufs untere Dantian).

Übertragung auf den Alltag:

- Wie sehr bin ich im Alltag in meiner Mitte? (Oder durch was lasse ich mich aus meiner Mitte bringen? Zum Beispiel durch meine Emotionen oder Gedanken - also loslassen und wieder entspannen)
- Wie gut bin ich zentriert und im Gleichgewicht (zwischen Yin und Yang)? (aktiv-passiv, säen und ernten, geben und nehmen, vorwärts gehen und zurückweichen usw.)
- Wie groß ist die Anmut in meinen körperlichen Bewegungen, und wie ist meine emotionale und geistige Ausgeglichenheit und Integrität?

4. Fließen und Zuordnungen

Kurze Beschreibung:

- Gleichmäßigkeit, Stetigkeit, Langsamkeit, Leichtigkeit, Lebendigkeit, Ausdauer und Gewissenhaftigkeit
- langsam - gleichmäßig - stetig - leicht - gelassen - natürlich - sanft - belebt - rund - verbunden (ohne Brüche) - gerichtet (wie „Schwimmen in der Luft")
- rhythmisch - klare Gewichtsverlagerung (Erde) - voll und leer - öffnen und schließen - führen und folgen - einatmen und ausatmen - loslassen

Klassische Schriften:

- „Bei der Pflege des Qi sollte man vorgehen wie beim Ziehen eines Seidenfadens aus einem Kokon. Zieht man zu langsam, so löst er sich nicht, zieht man zu schnell, so reißt er."
- „Fließe wie der Lauf eines großen Flusses" (ohne Unterbrechung)
- „In jeder Bewegung soll der ganze Körper leicht und beweglich sein, als wären alle seine Teile wie Münzen (mit einem Loch) auf einem Faden aufgereiht."
- „In Ruhe gleiche man einem Berg, in Bewegung dem Lauf eines großen Flusses."
- „Beim Ausüben des Taiji gilt: Zu viel tun ist dasselbe wie zu wenig tun."

Übertragung auf den Alltag:

- Wie sehr fließe ich von innen heraus?
- Wie gut bin ich mit mir selbst im Fluss - mit meinem Leben in Einklang?
- Wie stark achte ich auf meine Lebensrhythmen? (Ein- und Ausatmen, Tag und Nacht, Frühjahr - Sommer - Herbst - Winter, Aktiv und Passiv, Säen und Ernten, Geben und Nehmen, Vorwärtsgehen und Zurückweichen usw.)

5. Loslassen und Zuordnungen

Kurze Beschreibung:

- körperliche Entspannung, geistige Sammlung, Konzentration, Aufmerksamkeit, Klarheit, Präsenz; Bewusstheit, Hingabe, Freude, Liebe, Frieden, Ruhe, Stille, Leere, Ganz-Sein.
- keine Kraft anwenden - entspannen - sich selbst zurückstellen - nicht zum Äußersten gehen - gelassen sein - sich fallen lassen - sich hingeben - sich versenken

Klassische Schriften:

- „Setz den Geist (innere Aufmerksamkeit) ein und nicht die Kraft."
- „Lass ab von deinem Wollen und folge dem Willen der anderen."
- „Sei wachsam wie ein Falke, der dabei ist, auf seine Beute herabzustoßen. Die Konzentration sollte so ausschließlich sein wie die einer Katze auf Mäusefang."
- „Wenn man schweigend versteht und berührend fühlt, so führt dies dazu, dass man tun kann, was man will."

> *„Dem Verstehen der Energie (Tung Chin) folgt die Stufe der geistigen Erleuchtung. Ohne beharrliches Üben gibt es kein Durchdringen zu dieser plötzlichen Erleuchtung." (Zu den klassischen Schriften siehe auch [7] und [8]).*

Übertragung auf den Alltag:

- Wie sehr kann ich mich dem Lauf der Dinge, dem Fluss des Lebens anvertrauen?
- Wie gut kann ich loslassen, ohne wegzulaufen? (nicht festhalten und nicht wegschieben, nicht „anhaften" und nicht wegsehen, weder Verspannung noch Schlaffheit, weder blindes Vertrauen noch Angst!)

Wer sich ausführlicher mit den Haltungs- und Bewegungsprinzipien beschäftigen möchte, siehe hierzu im Literaturverzeichnis unter: Klemens J.P. Speer und Kim Susann Lühmann: Taiji-Prinzipien oder Klemens J.P. Speer: Taijiquan und Qigong, Von der Welle getragen.

Auch wenn die *fünf zentralen Taiji-Prinzipien* getrennt dargestellt worden sind, so sind sie doch nur als Ganzes wirksam. Sie sind so eng miteinander verbunden und miteinander verwoben, dass sie beim Üben der Form und beim Üben der Partnerübungen immer alle gleichzeitig Berücksichtigung finden müssen. Nur dann entfalten sie ihre volle Wirksamkeit, das Kreisen und Zirkulieren des Qi im Körper wird immer stärker wahrnehmbar, und die gesundheitlichen und meditativen Wirkungen können sich immer mehr entfalten.

Dass die Prinzipien sehr eng miteinander verbunden sind, wird insbesondere durch die Zitate aus den klassischen Schriften, die den einzelnen Prinzipien zugeordnet wurden, deutlich. In diesen Bildern steht sehr oft das verbindende Element zwischen den Prinzipien im Vordergrund, sodass es auch möglich ist, die Zitate oder Bilder unterschiedlichen oder sogar mehreren Prinzipien zuzuordnen. Daraus wird ersichtlich, dass die Prinzipien nicht isoliert betrachtet werden dürfen, sondern immer im Zusammenhang mit allen anderen Prinzipien interpretiert werden müssen. So gesehen sind die Haltungs- und Bewegungsprinzipien jedoch, je nach Ausführung von Figuren oder Formen, immer auch interpretationsbedürftig, um sie vollständig erfassen zu können.

4 - Übungsreihen zur bewegten Meditation aus dem Taiji-Qigong

Von Melitta van der Vliet-Fuchs

Wie in Kapitel 2.7 aufgezeigt, wollen die unterschiedlichen spirituellen Übungswege Menschen auf eine tiefere Erfahrungsebene bzw. höhere Bewusstseinsebene führen und haben somit transformierenden Charakter. Körper, Seele und Geist werden gleichermaßen angesprochen, so dass eine Entfaltung zum ganzen Menschen stattfinden kann.

In diesem Kapitel 4 geht es um Übungsreihen aus der bewegten Meditation. Die Bewegungen (Gebärden) werden mit Piktogrammen bildlich dargestellt. Siehe hierzu Kap. 4.1.

Für den Übungsweg der bewegten Meditation im Taiji und Qigong sind das Verständnis der feinstofflichen Energie Qi und die Harmonielehre der Traditionellen Chinesischen Medizin (TCM) wichtig. Diese werden in grben Linien in Kapitel 4.2 beschrieben.

Kapitel 4.3 stellt fünf einfache bewegte Taiji-Übungen vor. Diese Figuren können auch als Einstiegsübungen dienen und eignen sich zur Lockerung des Körpers, zur Aktivierung der Energie und zum Richten der Aufmerksamkeit auf die Bewegung. Danach folgen drei unbewegte, meditative Übungen zur Körper-, Atem- und Energiewahrnehmung.

In Kapitel 4.4 wird eine Übungsreihe zu den fünf Wandlungsphasen (aus der alten daoistischen Naturphilosophie): „Die Harmonie“ beschrieben. Hier werden fünf Figuren im Yin Yang-Rhythmus zu einer fließenden Einheit verbunden.

In Kapitel 4.5 liegt der Bewegungssequenz ein von Klemens Speer verfasster kurzer spiritueller Text „Versenken und Wandeln“ zugrunde. Die von Melitta van der Vliet-Fuchs entworfenen und von Klemens Speer und Melitta van der Vliet-Fuchs gemeinsam dazu entwickelten Bewegungen veranschaulichen diese Worte. Sie können synchron zur Bewegung gesprochen werden, wodurch der Übungsfokus intensiviert wird. Gebärde und Wort verstärken dann einander.

In Kapitel 4.6 ist die Grundlage der Bewegungssequenz, der traditionelle Gebetstext des christlichen Vaterunsers. Die Übungsreihe „Zwischen Himmel und Erde“ wurde von Melitta van der Vliet-Fuchs entwickelt, ausgehend von ihren Kenntnissen des Taijiquan und Qigong. Sie hat die körperliche Bewegung und energetisch-geistige Wahrnehmung mit einem daoistischen und christlichen Verständnis in Einklang gebracht. Klemens Speer hat dazu eine mögliche Variante zu einem „spirituellen bzw. universellen Vaterunser“ entworfen, in dem die „drei Gesichter Gottes“ in Anlehnung an Ken Wilber, auf der Es-, der Wir- (DU-) und der Ich-Ebene angesprochen werden (siehe Kap. 6.4 und 6.5).

4.1 - Gebärden und Piktogramme

Für die bildhafte Darstellung der Bewegungen habe ich Piktogramme gewählt. Diese sind auf das Wesentliche reduziert und lassen mit den einfachen fließenden Linien eine universale Gebärde (Urbild) erscheinen, die Übende mit ihrer eigenen Lebendigkeit und Identität füllen können. Es besteht kein Anspruch auf anatomische Richtigkeit. Vielmehr soll der Betrachter sich eingeladen fühlen, die abgebildete Körperhaltung mit der klaren Ausrichtung der Arme selbst einzunehmen und sowohl nach innen als auch in den umgebenden Raum hineinzuspüren. In ihrer jahrelangen Arbeit mit Körpergebärden stellt Beatrice Grimm fest, „dass genau dieses gleichzeitige Innen- und Außensein heilend sein kann. Es ist ein spürbares Durchströmtsein des ganzen Körpers mit Lebenskraft, spürbar bis in die Finger- und Zehenspitzen.“ [1] In der traditionellen chinesischen Medizin (TCM) wird auch heute in Kliniken Chinas mit inneren und äußeren Körperübungen geheilt.

In der Gebärde geht es nicht um ein richtig oder falsch. Nicht darum, etwas schön darzustellen oder machen zu wollen, sondern um ein

Ganz-Anwesendsein und Sich-Vergessen in der Gebärde. [2] Im natürlichen, spontanen So-Sein „ziran“ bekommt auch die Seele Raum zum Atmen. Durch Lenken der Aufmerksamkeit sowie durch Zulassen und Geschehenlassen (Es atmet mich) können neue, innere Atemräume entstehen, in denen sich der heilsame Energiestrom wieder voll entfaltet.

Den Händen kommt in der Gebärde eine besondere Bedeutung zu. Die Handteller stellen die Verbindung zur eigenen spirituellen Mitte (Herzmitte) und zur Welt dar. Die Augen (Fenster der Seele) folgen der Bewegung der Hände, wodurch sich das Geistig-Seelische mit dem körperlichen Ausdruck verbindet. Schon in einem der biblischen Psalmen heißt es: „Meine Seele trage ich in den Händen“ (Psalm 119, 109).

Gebetsgebärden: In der christlichen Gebetstradition gibt es eine Vielzahl von Körpergebärden. Sie sind jedoch mehr auf eine geistige innere Haltung in der Gebärde ausgerichtet und weniger auf die energetisch-körperlichen Aspekte.

Zu diesen Gebetsgebärden zählen: Das Falten der Hände (das Aneinanderlegen der flachen Hände oder die ineinandergreifenden Finger), das Kreuzzeichen, das Knien oder Niederknien, das Ausbreiten der Arme und Hände, das Gehen bei den Wallfahrten, die Verbeugungen des Priesters vor dem Altar usw. Interessanterweise werden beim Kreuzzeichen das obere und untere Dantian mit der rechten Hand berührt und das mittlere Dantian (von links nach rechts) gekreuzt.

Das Buch „Der Himmel in dir – Einübung ins Körpergebet“ von Willigis Jäger und Beatrice Grimm (siehe Lit.-Verz.) ist eine sehr gute Einführung mit Übungen zu christlichen Gebetsgebärden. Jeder spirituelle Weg führt über die Weisheit des Körpers (Gebärden des Körpergebets und des kontemplativen Tanzes) und den Atem ins tiefe Sein.

4.2 - Qi und die Harmonielehre der TCM

Die Feinstoffliche Energie Qi

Der chinesische Begriff Qi meint den geistig-seelischen oder feinstofflichen Wesensbereich des Menschen im Gegensatz zum grobstofflich-körperlichen Bereich wie Muskeln, Sehnen, Knochen usw. Qi kann annähernd übersetzt werden mit vitaler Lebensenergie, Atem, Hauch oder auch mit kosmischem Atem. Das Feinstoffliche ist sowohl innerhalb als auch außerhalb des Körpers wahrnehmbar. Es wird in der TCM und im Taiji „Qi" genannt, im Japanischen „Ki", in der indischen Yogatradition „Prana", im Griechischen „Pneuma" und im Lateinischen „Spiritus". In der daoistischen Vorstellung soll Qi umgewandelt oder verfeinert werden in eine höhere Form von Energie: Geist, Bewusstsein, höhere Intuition. Diese wird im Chinesischen „Shen" oder „Xin-Shen" (Herz-Geist) oder „Wu" (Nichts) genannt. So kann das Einswerden mit dem Dao erreicht werden (siehe hierzu Kap. 2.7 und Kap. 3.1).

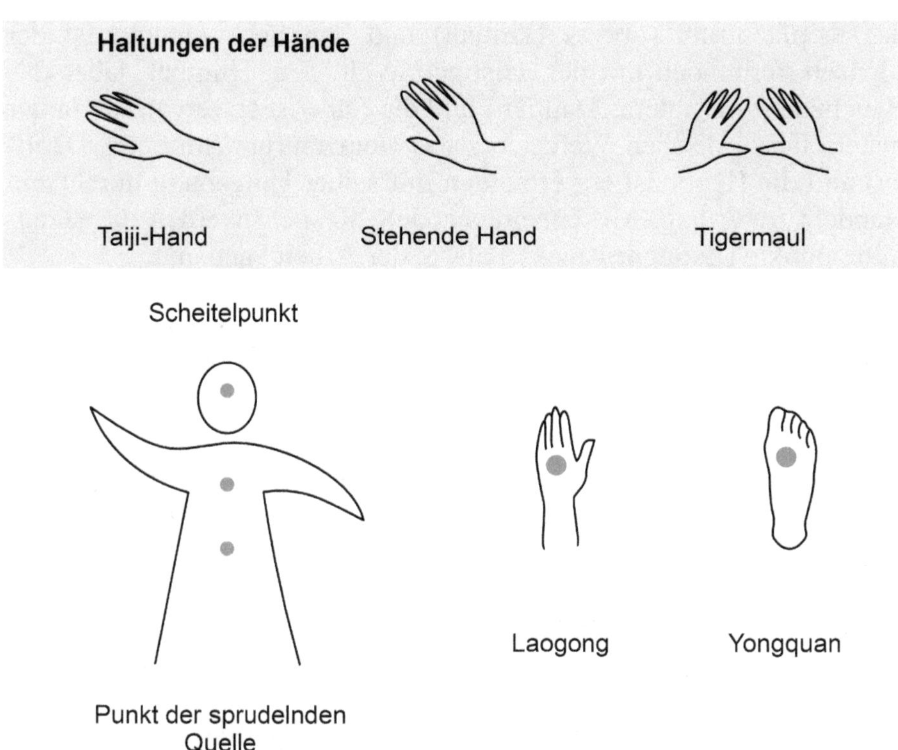

Feinstoffliche Energiezentren

Kopfzentrum (Punkt zwischen den Augenbrauen):	Oberes Dantian - **Shen**
Brustzentrum (Punkt in der Mitte des Brustbeins):	Mittleres Dantian - **Xin**
Bauchzentrum (Bereich etwas unter dem Bauchnabel):	Unteres Dantian - **Qi**
Kopf-höchster Punkt:	Scheitelpunkt - **Baihui**
Handteller-Mittelpunkt:	Palast der Arbeit - **Laogong**
Fußballen-Mittelpunkt:	Sprudelnde Quelle - **Yongquan**

Abb. 18: Feinstoffliche Energiezentren

Die oben stehende Abbildung 18 zeigt das daoistische Menschenbild, die Einbindung des Menschen in den Kosmos und seine zentrale Stellung im Kosmos. In seiner natürlichen Aufrichtung kommt ihm eine besondere Würde zu: Der Mensch verbindet Himmel und Erde. Über das Kopfzentrum (oberes Dantian) und den Scheitelpunkt ist der Mensch verbunden mit der geistigen Welt, dem Himmel. Über das Bauchzentrum (unteres Dantian) und die Füße ist er verwurzelt in der materiellen, irdischen Welt. Über das Herzzentrum (mittleres Dantian) und die Hände ist er verbunden mit seiner Umgebung durch sein Handeln im Alltag. Mit entsprechendem Respekt werden die Handmittelpunkte (Laogong) auch "Paläste der Arbeit" genannt.

Energetisch gesprochen nährt sich der Mensch von unten durch den Punkt der sprudelnden Quelle (die Erde Yin) und von oben durch die Weite und Leichtigkeit des grenzenlosen Himmels (Yang). Kurz gesagt: nach oben leicht und leer - nach unten voll und schwer. Die Hände sind die Werkzeuge des Herzens und nähren die Seele durch Geben (Verteilen) und Nehmen (Empfangen). Jeder Energieaustausch geschieht im rhythmischen Wechsel der gegensätzlichen und zugleich sich ergänzenden Polaritäten Yin und Yang. Durch diese feinstoffliche Dynamik des Qi (des Atems) bekommt die Seele Raum. Abbildung 18 zeigt eine einfache Gebärde der Polarisierung. Die rechte Hand ist zum Himmel (Yang) ausgerichtet, die linke Hand weist zur Erde (Yin).

Das gesamte Übungsgut besteht aus gegensätzlichen, leicht schwingenden Bewegungen, d.h. auf eine vorwärtsstrebende Bewegung (Yang-Energie) folgt eine zurückweichende Bewegung (Yin-Energie); auf das Aufbauen von Spannung folgt wieder das Lösen der Spannung (siehe hierzu Kap. 4.3 Taiji-Übungen). Durch die stetige Polarisierung kann der Übende die Bewegung der feinstofflichen Energie Qi wahrnehmen und nach längerem Üben den Energiefluss durch den gesamten Körper spüren (und ihn bewusst lenken).

Die Aufmerksamkeit wird im Bauchzentrum (unteres Dantian) gehalten, wodurch der Atem vertieft (tiefe Bauchatmung) und die Entspannung des Körpers gefördert wird. Der Übende erfährt durch das sich stets wieder einpendelnde Gleichgewicht von Yin- und Yang-Energien einen Zustand innerer und äußerer Harmonie, einen Zustand heiterer Gelassenheit. Der Atem- und Bewegungsrhythmus verbinden sich zu einer Einheit und werden als feines energetisches Strömen des Qi (innere Belebtheit und Lebendigkeit) wahrgenommen.

Die Harmonielehre der Traditionellen Chinesischen Medizin (TCM)

Die TCM basiert auf dem Konzept von Qi sowie auf der Vorstellung von den Polaritäten Yin und Yang und den Wandlungsphasen der fünf Elemente (siehe Kap. 2.4 und 3.1). Sie spricht von Balance, Harmonie oder Gesundheit, wenn das Qi ungehindert im gesamten Körper durch ein Netzwerk von Energie-Leitbahnen, den Meridianen, zirkulieren kann. Die Meridiane sind energetisch mit den Organen verbunden und nach ihnen benannt.

Durch Verspannung, Stress oder geistig-seelische Blockaden kann der freie Fluss des Qi behindert werden. Die TCM versucht, solche Ungleichgewichts-Zustände durch unterschiedliche Ansätze zu beheben. Neben Körperübungen aus dem Taiji und Qigong gehören hierzu die Akupunktur, die Kräutertherapie sowie die Tuina-Massage. So werden die Energiezentren geöffnet, die Durchlässigkeit der Meridiane stimuliert und die Energie der Organe gestärkt. Der wiederhergestellte Gleichgewichtszustand lässt die Lebenskraft Qi erneut zirkulieren, wodurch das Immunsystem des Körpers gestärkt wird. Auch psychische Konflikte oder Blockaden, verdrängte Gefühle und Ereignisse können sich auflösen und neue Lebensenergie wird freigesetzt. Wenn nötig, kann psychotherapeutische Hilfe und Unterstützung sinnvoll sein.

Im medizinischen Qigong gibt es gezielte Körperübungen für ganz bestimmte Blockaden in den Meridianen der Wandlungsphasen. Im Taiji geht es jedoch darum, den gesamten Körper durchzuarbeiten, alle Muskeln, Sehnen und Gelenke zu lockern und zu entspannen und damit den ganzen Menschen in ein energetisches Gleichgewicht zu bringen. Das Wahrnehmen des Energiestroms kann sich am besten entfalten, wenn der Körper weich, beweglich und durchlässig geworden ist und der Übende gelernt hat, die Gedanken schweigen zu lassen und still zu sein (geistiges Loslassen). Cheng Man-Ching, der Taijiquan in den Westen gebracht hat, betont die Wichtigkeit des geistigen Loslassens. Durch das Hineinhorchen und Spüren in den Körper wird das Körperbewusstsein und die Wahrnehmungsfähigkeit des Übenden soweit geschult, dass energetischen Blockaden (Krankheiten und Beschwerden) schon im Vorfeld entgegengewirkt werden kann. [3]

4.3 - Übungsreihe: In Bewegung und Stille

Die runden, weich fließenden Bewegungen aus dem Taiji-Qigong im Rhythmus des Atems folgen einfachen, natürlichen Prinzipien. Diese wurden in Kapitel 3.5. ausführlich beschrieben. Einleitend zu den Übungen eine tabellarische Kurzfassung von Klemens Speer.

„Äußere"Taiji-Übungs- und Lebensprinzipien
a) körperlich und b) geistig

- **Sinken**
  a) Standfestigkeit: Füße, Beine, Knie, Becken, Schritte
  b) Aufmerksamkeit geistig nach unten richten und entspannen
- **Aufrichten**
  a) von innen her zum Scheitelpunkt; Rumpf, Schultern, Arme, Kopf
  b) Aufrichtigkeit mit sich selbst und anderen
- **Zentrieren**
  a) Aus der Mitte drehen und bewegen, zentriertes Gleichgewicht
  b) In seiner Mitte sein (Körper: „Bauch" + „Kopf" = „Herz-Mitte")
- **Fließen**
  a) im Rhythmus der Schritte/Bewegung - im Atemrhythmus
  b) Im inneren Einklang mit den Lebensrhythmen, Tag/Nacht, Jahreszeiten
- **Loslassen**
  a) Alle Prinzipien in Eins zusammenfallen lassen
  b) Geistige Stille und Leere, Offenheit, Allverbundenheit

Abb. 19: „Äußere" Taiji-Prinzipien und Lebensprinzipien

Ausgangsstellung: Parallelstand

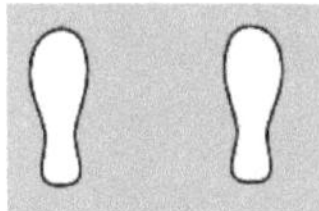

- Schulterbreit oder hüftbreit stehen, die Fußspitzen gerade nach vorn richten, die (leicht gebeugten) Knie zeigen zu den Fußspitzen. Beide Fußsohlen werden gleichmäßig belastet (Gewichtsverteilung 50/50).
- In den Knien leicht einsinken: Dabei den unteren Rücken entspannen und das Kreuzbein senkrecht nach unten sinken lassen (als ob man sich setzen wollte).
- Den Rücken gerade halten und den Scheitelpunkt nach oben richten (als würde man vom Scheitelpunkt nach oben gezogen).
  Der Blick ist weich, geht zum Horizont ins Leere.
- In den Schultern nachgeben und sie entspannt sinken lassen. Das Brustbein dabei entspannt etwas zurücknehmen.
- Das Kinn etwas zur Brust neigen, so dass sich die Nackenwirbelsäule leicht aufrichtet.
- Arme und Hände locker hängen lassen. Die Ellenbogen entspannen und leicht nach außen richten (leicht gerundete Armhaltung mit geöffneten Achseln).
  Alternativ („stehende Hände“): Die Arme wie oben hängen lassen und die Handteller leicht anheben (die Handwurzeln weisen nach unten) und die Finger zeigen leicht geöffnet nach vorn (siehe Abb. 18). Unter den Achseln hat (in der Vorstellung) ein Tennisball Platz, so dass die Ellenbogen leicht nach außen weisen.
  Die Aufmerksamkeit ist in beiden Varianten im unteren Dantian gesammelt.

Ausgangsstellung: Bogenschritt

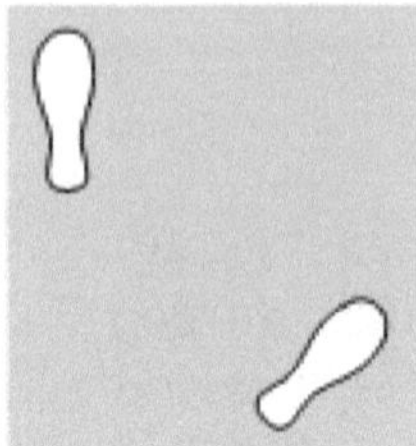

Linker Bogenschritt: Ausgehend vom Parallelstand wird der rechte Fuß nach hinten gesetzt mit anderthalb Fußlängen Abstand zwischen beiden Füßen. Die Breite zwischen den Füßen ist etwa eine Fußlänge. Der hintere, rechte Fuß wird in einem Winkel von 45 Grad nach außen gerichtet – der linke Fuß steht gerade nach vorne. So entsteht eine stabile Körperhaltung, in der das Gewicht bequem von vorne nach hinten verlagert werden kann. Bei der Gewichtsverlagerung nach vorne wird das linke Knie (vorderes, linkes Bein) langsam und gleichmäßig gebeugt. Das hintere, rechte Bein wird dabei leicht gestreckt, ohne es ganz durchzustrecken (Gewichtsverteilung 70/30). Das linke Knie darf nicht über die Fußspitze hinausragen, um einer Überbelastung des Kniegelenks vorzubeugen. Anfänger können je nach Körperkonstitution den Bogenschritt etwas kleiner halten, damit die Knie immer über den Füßen bleiben können. [4]

Rechter Bogenschritt: wie oben, aber der rechte Fuß steht vorne.

Ausgangsstellung: Reiterstand

Für den Reiterstand gelten alle bisher genannten Haltungshinweise. Der Übende setzt die Füße etwas breiter als schulterbreit auseinander und dreht beide Fußspitzen um ca. 30 bis 45 Grad nach außen. Auch beim Vertiefen dieser Haltung bleiben die Knie über den Füßen. (Sie dürfen nicht nach innen oder außen über den Fuß hinaus kippen).

Beim Steigen und Sinken in dieser Haltung bleibt der Rücken gerade, so kann die Bewegung aus der Mitte gut gespürt werden.

Beachte:

Arme und Beine sind während der Übung immer leicht gebeugt (nie ganz durchgestreckt). Die Knie gehen nicht über die Fußspitzen hinaus.

Die große Bewegung der Arme verbindet sich synchron mit einem kleinen, gleichmäßigen Heben und Sinken (Strecken und Beugen) in den Knien und Beinen.

Allgemeine Übungshinweise

- Bei den drei oben genannten Grundstellungen wird in einer stabilen, aber gelösten Körperhaltung geübt. Der Übende ist über die Füße fest mit der Erde verwurzelt, in seiner Mitte (unteres Dantian, Becken-Bauchraum) verankert und von innen her zum Scheitelpunkt (zum Himmel) aufgerichtet. So kann in allen Bewegungen sicher die Balance gehalten werden.
- Alle Bewegungen sind sanft und geschmeidig und werden nicht mit „Körperkraft“, sondern mit Geisteskraft ausgeführt: mit wacher Präsenz und mit Achtsamkeit und unter Beachtung der fünf Prinzipien (siehe oben Abb. 19).
- Der Bewegungsimpuls kommt aus den Füßen, und setzt sich durch die Beine fort zum Hauptenergiezentrum, dem unteren Dantian. Die Arme folgen in ihrer leichten, entspannten Hal-

tung der Steuerung der Hüften und der Bewegung des Rumpfes (Den Körper als Einheit bewegen).

- Die Bewegungen verlaufen langsam und gleichmäßig im Fluss des eigenen ruhigen Atems. Anfänger schenken dem Atem zunächst keine Beachtung und konzentrieren sich ganz auf den äußeren Bewegungsablauf.
- Die Schultern werden nicht angehoben, sondern die Arme werden aus der Verwurzelung (Füße, Bauchzentrum) geführt. Die Arme fühlen sich hierdurch bei der Aufwärtsbewegung (Yang) leicht, schwebend wie eine Feder an (siehe klassische Schriften Kap. 3.5). Bei der Bewegung nach unten (Yin) drücken sie in der Vorstellung gegen einen leichten Widerstand an. Weitere Bilder können beim Üben hilfreich sein: z.B. die Arme sind „auf Luft abgelegt“ und werden wie „vom Wind bewegt“ oder die Hände werden wie „an Fäden hochgezogen“.

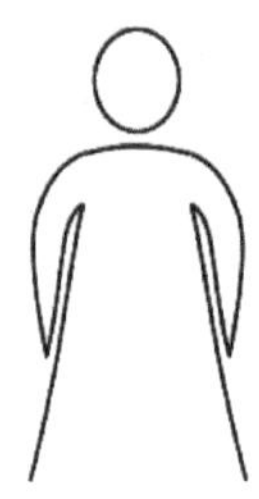

Beginn der Übung:

Zu Beginn richtet der Übende die Aufmerksamkeit auf seine Körpermitte (unteres Dantian) und verweilt einige Augenblicke in Ruhe und Stille in der noch formlosen Ausgangsstellung Wuji (siehe Kap. 3.1).

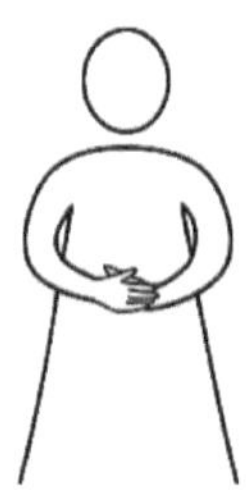

Abschluss der Übung:

Die Übung wird abgerundet mit einem Innehalten und Nachspüren (natürliche Atmung). Dafür können die Handteller in einer leicht bogenförmigen Bewegung aufeinandergelegt und auf dem Bauchzentrum abgelegt werden: Energie im unteren Dantian einsammeln (Akupunktur Ma25 „Himmelssäule“ [5]). So einige Augenblicke in Stille verweilen und nach innen spüren, ein inneres Lächeln im ganzen Körper sich ausbreiten lassen, das

Restspannungen auflöst. Auch den Atem bis tief in den Unterbauch einströmen lassen. Wenn dies gelingt, wird hierbei eine tiefgehende Entspannung des ganzen Körpers erfahren. Die Gedanken sind dann zur Ruhe gekommen.

Bemerkung:

Vor Beginn der Übungsreihen sollten leichte Lockerungs- und Dehnübungen ausgeführt werden (wie z.B. die nachfolgend beschriebenen fünf bewegten Übungen), um sich aufzuwärmen und die Gelenke für den Qi-Strom zu öffnen. Nach dem meditativen Abschluss der Übung werden die Arme und Beine ausgeschüttelt. Idealerweise sollte ein erfahrener Lehrer die Grundstellungen der Füße sowie die Haltungs- und Bewegungsprinzipien in einem einführenden Kurs oder Workshop angeleitet haben.

Fünf bewegte, meditative Taiji-Übungen

Bevor mit den Taiji-Übungen begonnen wird, sollten die Taiji-Prinzipien, die Grundstellungen der Füße und die allgemeinen Übungshinweise aufmerksam gelesen werden. Es ist empfehlenswert, jede Übung 3- bis 5-mal zu wiederholen (im Tempo des eigenen ruhigen Atems) und sich Zeit zum Nachspüren der Übungen zu nehmen.

Übungen im Bogenschritt werden im regelmäßigen Wechsel mit dem linken Fuß bzw. dem rechten Fuß vorne ausgeführt.

1. Das Chi wecken

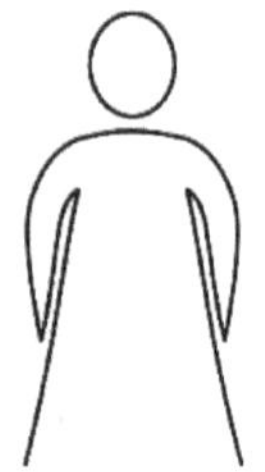

Ausgangsstellung: Parallelstand (Hüftbreite)

Ausführung: Die Arme vor der Rumpfmitte heben und senken (bis etwas unterhalb der Schulterhöhe). Die Aufmerksamkeit ist in den Handtellern.

Yin Yang-Polarisierung, so dass das Qi strömen kann.

Beschreibung der Übung ***(einige Figuren in seitlicher Sichtweise):***

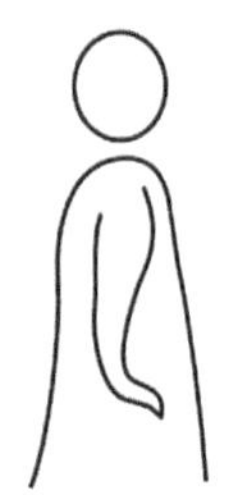

Der Übende beginnt in der Ausgangsstellung im Parallelstand mit. Die Knie sind leicht gebeugt, die Arme hängen nach unten und die Handwurzeln werden zur „**stehenden Hand**" nach unten ausgerichtet. *D.h. die Hand ist etwas angewinkelt, die Finger zeigen leicht geöffnet nach vorn und der Handballen nach unten* (siehe Abb. 18). Die Ellenbogen weisen leicht nach außen.

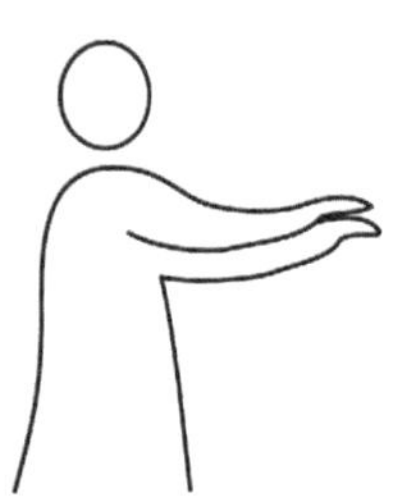

Mit dem *Einatmen* strecken sich die Beine etwas und die entspannt hängenden Hände treiben nach vorne oben bis etwas unterhalb der Schulterhöhe. Die Arme sind in ihrer Endposition in den Ellenbogen leicht gebeugt, die Handgelenke sind locker und die Fingerspitzen weisen zur Erde.

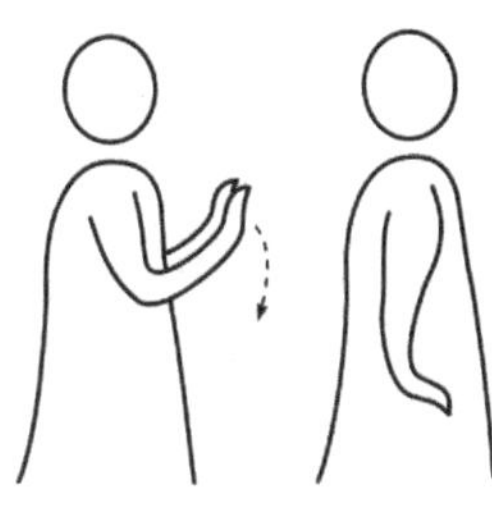

Mit dem *Ausatmen* die Knie leicht beugen und in den Ellenbogen loslassen: die Ellenbogen lockern und zum Boden sinken lassen.. Die Hände richten sich hierdurch langsam und entspannt auf und sinken danach wieder zurück neben die Rumpfseiten zur „stehenden Hand". Wie eine Energiewelle ist das Loslassen im ganzen Körper spürbar.

Mit dem erneuten *Einatmen* die Übung wiederholen.

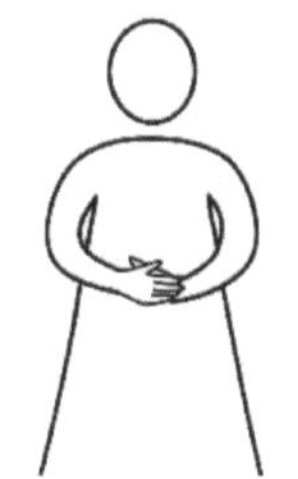

Abschluss: Die Energie und Aufmerksamkeit im unteren Dantian sammeln und der Übung nachspüren (siehe Abschluss der Übung).

Vorstellung:

- Die Arme folgen der steigenden und sinkenden Bewegung des Körpers als ob sie auf einem Luftkissen abgelegt sind, welches aufgeblasen wird und sich wieder leert.
- Frisches Qi sammeln und verbrauchtes Qi durch die Füße an die Erde abgeben.

Wirkung der Übung:

- Das Qi wird geweckt und beginnt, die Meridiane zu öffnen.
- Die Rückenwirbel und Gelenke (Fußgelenke, Knie, Hüften, Schultern) werden abwechselnd belastet und entlastet. Dieser Yin Yang-Wechsel fördert die Durchblutung und Energieversorgung in allen Körperteilen (von den Füßen bis in die Fingerspitzen). Innere Vitalität wird spürbar.
- Die Übung wirkt heilsam auf das Herz- und Kreislaufsystem. Sie reguliert den Blutdruck und baut körperlichen und geistigen Stress ab.

2. Ball-Halten links und rechts

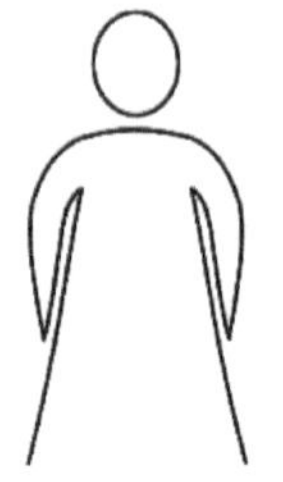

Ausgangsstellung: Parallelstand, Schulterbreite

Ausführung: Drehung nach links und rechts: Die Füße auf der unbelasteten Ferse mit ausdrehen. Die Arme folgen der Bewegung der Hüfte und des Rumpfes und die Handteller drehen zueinander (Ball-Haltung). Den Atem frei fließen lassen.

Beschreibung der Übung:

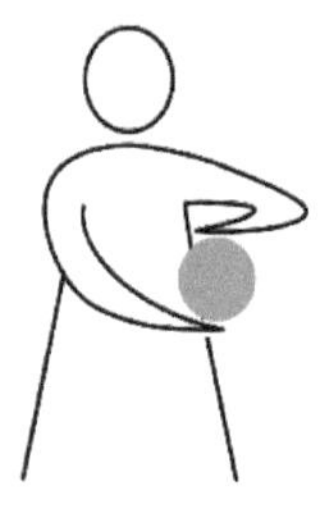

Die Arme hängen entspannt nach unten. Die Übung beginnt mit einer Drehung nach links. Dabei das Gewicht auf den rechten Fuß verlagern (bis 90%, das Knie leicht beugen) und den linken Fuß auf der unbelasteten Ferse um 90 Grad ausdrehen. Hierbei entspannt das Kreuzbein und wird die linke Hüfte geschmeidig „geöffnet" (im linken Leistenbereich loslassen). Beim Drehen des Rumpfes nach links steigen die Arme zur linken Rumpfseite. Mit dem Entspannen von Ellenbogen und Handgelenken richten sich die Handinnenflächen zueinander aus (Ball-Halten links). Die linke Hand befindet sich etwa auf Schulterhöhe, die rechte Hand ist zur unteren linken Leiste gesunken und weist zur oberen Hand. Zwischen den Handtellern kann jetzt ein Energieball vorgestellt und gespürt werden (Wärme, Strömen, Anziehungskraft...). Der Blick geht zur oberen Hand.

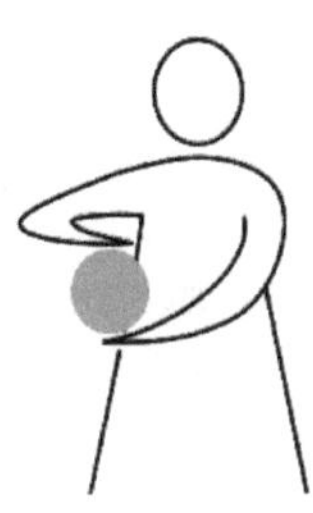

Mit der Drehung nach rechts dreht der linke Fuß zur Mitte zurück und das Gewicht wird zu 90% auf den linken Fuß verlagert. Jetzt dreht der rechte Fuß auf der unbelasteten Ferse aus, 90 Grad. Dabei sinken die Arme und bewegt sich der Ball zum unteren Dantian, dann einem Bogen folgend weiter zur rechten Körperseite. Die rechte Hand befindet sich dann auf Schulterhöhe, die linke Hand ist vor der rechten Leiste und weist zur oberen Hand (Ball-Halten rechts).

Die Übung im langsamen, ruhigen Wechsel des Atems nach links und rechts wiederholen.

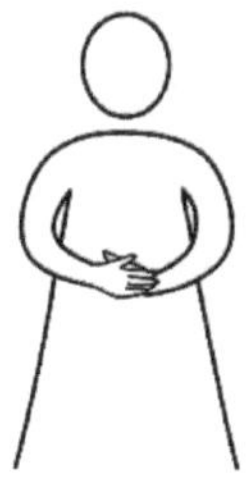

Abschluss: Den Energieball vor die Rumpfmitte führen und die Hände vor das untere Dantian sinken lassen. Die Füße stehen wieder parallel. Die Energie und Aufmerksamkeit im unteren Dantian sammeln und nachspüren (siehe Abschluss der Übung).

Wirkung der Übung:

- Dehnen und Entspannen von Taille, Flanken und Rippenbögen. Dabei wird der Brustkorb geweitet und die Lungenkapazität vergrößert.
- Die gesamte Wirbelsäule wird schonend gelockert. Die innere Mitte wird gestärkt.

3. Abwehren links und rechts

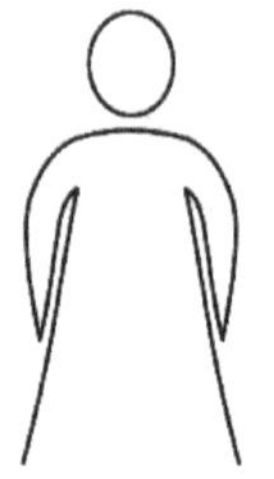

Ausgangsstellung: Bogenschritt oder Parallelstand, Hüftbreite

Ausführung: Ein Arm schützt den Rumpf und der Handteller ist zum Herzzentrum ausgerichtet (Abwehrarm), die andere Hand hält die Verbindung zur Erde („stehende Hand“ neben der Hüfte).

Beschreibung der Übung:

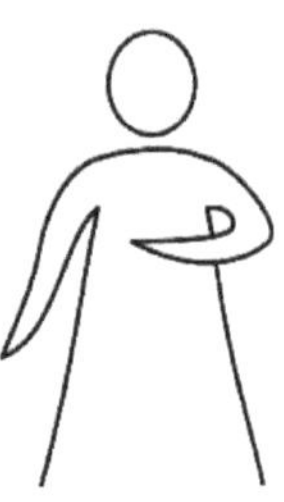

Abwehren links: Die Haltung des linken Bogenschritts einnehmen und dabei die Arme entsprechend ausrichten: die linke Hand treibt auf Brusthöhe vor das mittlere Dantian. Der linke Arm hält Abstand zum Rumpf und ist entspannt und gerundet, wie auf einem Luftkissen abgelegt (Abwehrarm). Dabei das Gewicht zu 70 Prozent auf den vorderen Fuß verlagern, das Kreuzbein entspannen und sich im Becken-Bauchraum verankern („Sitzhaltung“ einnehmen: hierbei beugen die Knie entspannt).

Die rechte Hand sinkt neben die rechte Hüfte und wird in der Endposition zur „stehenden Hand“. Die Handinnenfläche ist zur Erde gerichtet und verstärkt das Erden. Der rechte Ellenbogen weist etwas nach außen. Der Übende passt seine Schrittlänge und die Armhaltung individuell an, bis er sich in einer bequemen „Sitzhaltung“ befindet. Das Kreuzbein ist dabei gesunken.

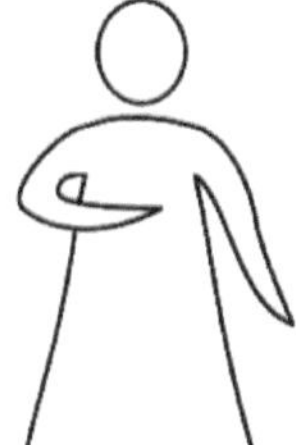

Abwehren rechts: Für den Übergang zum Abwehren rechts das Gewicht zurückverlagern und beide Arme vor das Brustzentrum führen. Dabei *einatmen*. Den vorderen linken Fuß hüftbreit neben den rechten Fuß zurücksetzen, im Winkel von 45 Grad ausgedreht. Den rechten Fuß gerade nach vorne setzen. Das Gewicht mit dem *Ausatmen* nach vorne verlagern (70%) und die Arme ausrichten zur Abwehr rechts: der rechte Arm ist jetzt vor dem mittleren Dantian, die linke Hand neben der linken Hüfte („stehende Hand").

Der Übende nimmt sich genügend Zeit, um in der neuen Position anzukommen: *ausatmend* im ganzen Körper nachgeben und sich nach unten verwurzeln. Durch das bewusste Spüren in den Raum zwischen Abwehrarm und Brustkorb entsteht ein Gefühl von innerer und äußerer Weite.

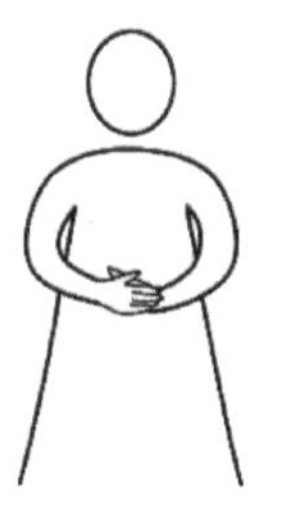

Abschluss: Für das Beenden der Übung den hinteren Fuß vorsetzen und in den Parallelstand zurückkehren; das Gewicht in der Mitte zentrieren (50% im linken und 50% im rechten Fuß). Dabei beide Hände vor das Brustzentrum führen und dann zum Bauchzentrum sinken lassen. Hände auf dem unteren Dantian ablegen und nachspüren (siehe Abschluss der Übung).

Variation:

Diese Übung kann auch im Parallelstand ausgeführt werden. Dann verbindet sich das leichte Steigen und Sinken aus der Körpermitte mit der gegenläufigen Armbewegung zum Abwehren links und rechts.

Wirkung der Übung:

- Der Schultergürtel wird gekräftigt. Das mittlere Dantian, das Herzzentrum (die Herzenergie) wird durch den energetischen Kontakt mit den Handtellern (Laogong) gestärkt.
- Die Koordination von Armen und Beinen im ruhigen, gleichmäßigen Schrittwechsel erfordert hohe Aufmerksamkeit und schult somit die Konzentration sowie die Bewegungskoordination. Die linke und rechte Gehirnhälfte werden verbunden.

4. Der Elefantenrüssel

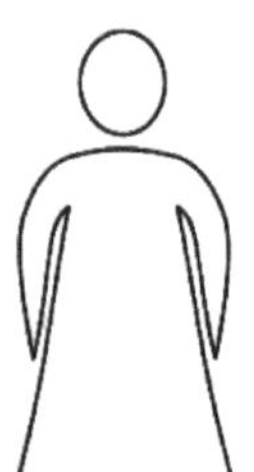

Ausgangsstellung: Die Übung im Bogenschritt links und rechts ausführen.

Ausführung: In der Bogenschritthaltung die Arme synchron mit der Gewichtsverlagerung nach vorne oben und nach hinten unten führen. Den Atem frei fließen lassen.

Beschreibung der Übung *(die ersten beiden Figuren in seitlicher Sichtweise):*

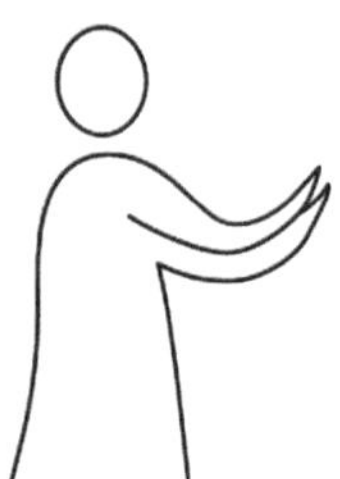

Das Körpergewicht ist zu Beginn der Übung (im Parallelstand) in der Mitte, die Arme hängen neben den Rumpfseiten. Vom Parallelstand ausschreiten in den linken Bogenschritt. Mit der Verlagerung des Gewichts nach vorne, steigen die Unterarme aus dem Ellenbogengelenk, die Fingerspitzen bis auf Schulterhöhe. Ist das Gewicht zu 70% im vorderen, linken Fuß angekommen, wird in der linken Leistenbeuge losgelassen. Gleichzeitig sinken die Ellenbogen etwas. Während der Verlagerung nach vorn, drehen die Handflächen zueinander. Das linke Knie ist gebeugt, ragt aber nicht über die linke Fußspitze hinaus. Das rechte, hintere Knie ist etwas weniger gebeugt.

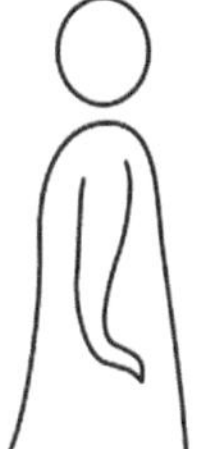

Beim Zurückverlagern des Gewichts auf den hinteren, rechten Fuß folgen die Arme dem Bewegungsimpuls und schwingen nach hinten. Mit dem Loslassen und dem Sinken des Kreuzbeines in die Senkrechte werden die Handteller zur Erde gedreht („stehende Hände" neben den Hüften).

Die Übung im linken Bogenschritt einige Male wiederholen. Danach die Übung im rechten Bogenschritt ausführen und ebenfalls einige Male wiederholen.

Für den Wechsel des Bogenschritts wird der rechte Fuß hüftbreit neben den linken Fuß gesetzt. Der linke Fuß wird, ohne den Bewegungsfluss zu unterbrechen, nach hinten gesetzt.

Die Gewichtsverlagerung sollte langsam und gleichmäßig sein, die Vorderseite des Rumpfes bleibt während der Übung nach vorn gerichtet.

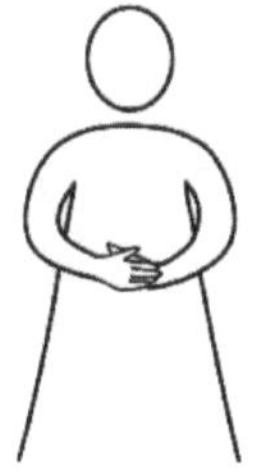

Abschluss: Beenden der Übung im Parallelstand: siehe Abwehren links und rechts.

Variation:

Diese Übung kann auch aktiv sitzend auf einem Stuhl ausgeführt werden. Die Füße stehen dabei hüftbreit und fest verankert auf dem Boden. Der stehenden Gewichtsverlagerung entspricht im Sitzen ein sanftes, leichtes Rollen über die Sitzhöcker, wobei im Kreuzbeinbereich (Beckenbereich) etwas gedehnt und losgelassen wird.

Wirkung der Übung:

- Die Beinkraft wird verstärkt. Arthrose-Knien wird vorgebeugt oder Beschwerden werden gelindert durch abwechselndes Belasten und Entlasten.
- Das Ilio-Sakralgelenk (Kreuz-Darmbein-Gelenk), das häufig verengt ist, wird in dieser Übung sanft gedehnt und damit allmählich geschmeidiger.
- Die energetische Wahrnehmung wird geschult: Fülle und Leere in den Händen spüren.

5. Armkreisen

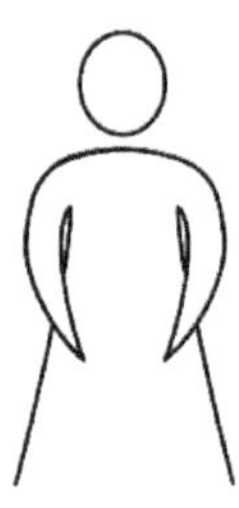

Ausgangsstellung: Reiterstand, etwas breiter als Schulterbreite, die Fußspitzen sind ca. 30 bis 45 Grad nach außen gedreht. Die Hände befinden sich vor den Leistenbeugen.

Ausführung: Die Arme kreisen vom unteren zum oberen Dantian, über außen nach innen und andersherum. Sie verbinden Himmel und Erde

Beschreibung der Übung:

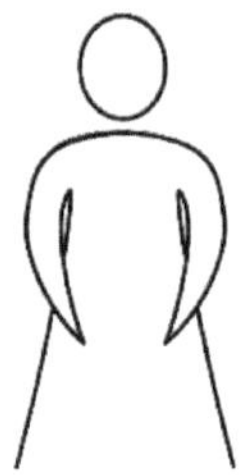

Die Übung beginnt im Reiterstand (siehe oben). Die Knie sind leicht gebeugt und zu den Fußspitzen ausgerichtet. Die Arme hängen locker herab: vor den Leistenbeugen. Die Handteller zeigen zu den Oberschenkeln.

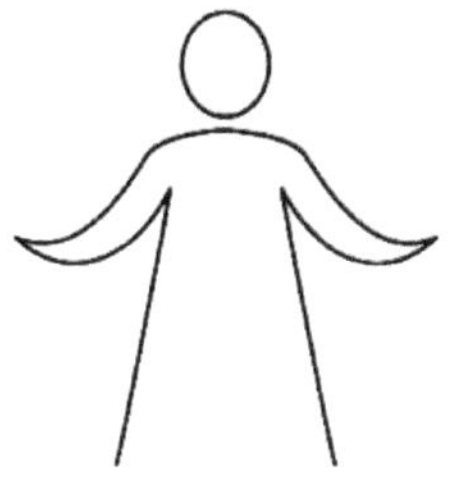

Mit dem *Einatmen* und einem leichten Impuls gegen die Fußsohlen die Beine leicht strecken und sich von innen her aufrichten. Die Arme treiben dabei leicht nach außen (wie vom Wind bewegt): die Handgelenke entspannen, die Arme runden sich und die Handinnenflächen drehen mit dem Steigen zum Himmel.

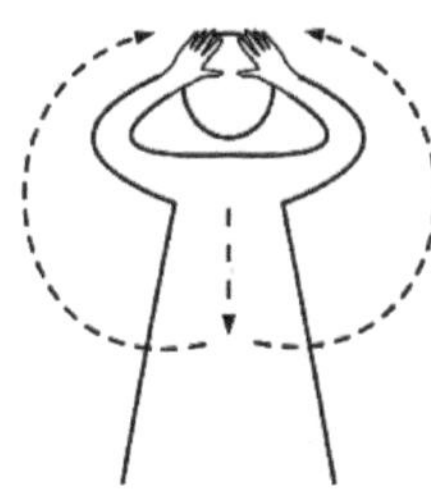

Die Hände gleichmäßig im leichten Bogen über außen bis vor das obere Dantian führen. Die Fingerspitzen beider Hände zeigen vor dem Stirnzentrum zueinander und die Handteller zeigen nach außen („Tigermaul"-Haltung).

Mit dem *Ausatmen* drehen die Handteller langsam und entspannt zur Erde und sinken vor der Rumpfmitte ganz nach unten, wo die Hände erneut zum Himmel drehen und die Übung wiederholt werden kann.

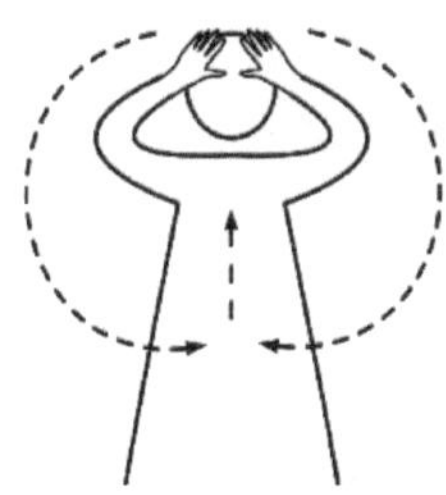

Ohne Unterbrechung die Richtung des Armkreisens wechseln. Die Handteller steigen dann zum Himmel gerichtet erst vor der Rumpfmitte zum oberen Dantian, wo sie nach außen und unten drehen und wieder bogenförmig an den Rumpfseiten sinken, um erneut über innen zu kreisen.

Das Beugen und Strecken der Knie geschieht langsam und gleichmäßig, synchron mit dem kreisenden Steigen und Sinken der Arme. Die

Kniegelenke und Ellenbogen bleiben in der Streckung locker und entspannt. Es kann ein leichtes Dehnen und Nachgeben im Becken- und Leistenbereich wahrgenommen werden. Die Bewegung aus der Mitte ist in dieser Übung sehr gut spürbar.

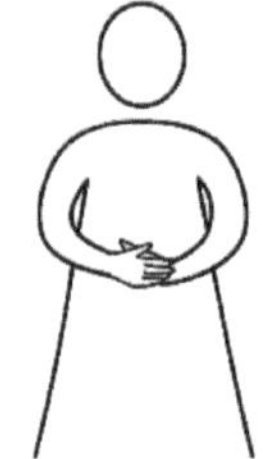

Abschluss: Danach die Übung abschließen, die Aufmerksamkeit im unteren Dantian sammeln und nachspüren (siehe Kap. 4.3 Abschluss der Übung).

Wirkung der Übung:

- Diese Übung stärkt die Bein- und Bauchmuskulatur, massiert die Verdauungsorgane und stimuliert die Nieren.
- Schultern und Hüftgelenke werden durch das gleichmäßige sanfte Kreisen der Arme geöffnet und geschmeidig gehalten.

Hinweis:

Alle oben beschriebenen Übungen können mit kleinen Anpassungen auch im Sitzen ausgeführt werden.

Drei unbewegte, meditative Taiji-Übungen

Bei den fünf bewegten Übungen lag der Übungsfokus auf der Bewegung. Bei den nachfolgend beschriebenen drei unbewegten Übungen liegt der Fokus auf dem „unbewegten" Stehen bzw. Sitzen, auf dem Atem und dem Wahrnehmen der inneren feinstofflichen Prozesse.

1. Stehen wie ein Baum

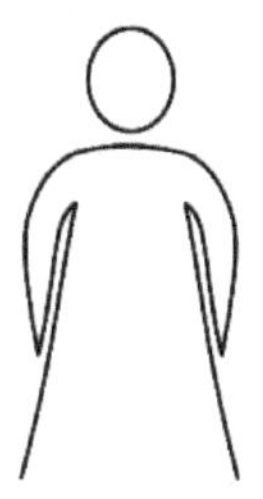

Ausgangsstellung: Parallelstand, Hüftbreite oder Schulterbreite, eine entspannte Stehhaltung einnehmen (siehe Kap. 4.3 Einleitung).

Ausführung: Stehen in Stille mit gerundeter Armhaltung vor dem Brustzentrum. Den Atem wahrnehmen wie er ein- und ausströmt.

Beschreibung der Übung:

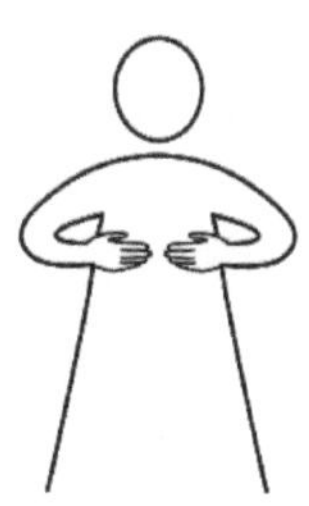

Die Hände (im leichten Bogen über außen) vor das Brustzentrum führen und die Arme mit etwas Abstand zum Rumpf wie auf einem runden Luftkissen oder Energieball ablegen. Die Hände und Schultern sind entspannt, die Arme gerundet. Die Handinnenflächen weisen zum mittleren Dantian. Die Fingerspitzen zeigen zueinander, aber berühren einander nicht (etwa eine Handbreite Abstand). Die Finger sind natürlich gekrümmt und halten ebenfalls Abstand voneinander.

Von den Fußsohlen ausgehend ein leichtes Pendeln von vorne nach hinten entstehen lassen. Die leichte Schwingung setzt sich von den Füßen aus fort in die Knie, Hüften, durch die Wirbelsäule… bis zum Scheitelpunkt. Die ganze Fußsohle bleibt dabei im Kontakt zum Boden. Anschließend konzentriert sich der Übende auf die eigene Mitte (Körpermitte und Fußmitte) und lässt die äußere Bewegung zur Ruhe kommen, bis nur noch ein leichtes *inneres* Schwingen wahrnehmbar ist. Das Qi kann in dieser äußerlich kaum sichtbaren Bewegung ungehindert steigen und sinken. Der Kopf bleibt leicht und beweglich auf den lockeren Schultern, das Kinn ist etwas zur Brust geneigt. Der Blick ist weich und (entsprechend der Körpergröße) leicht zum Boden geneigt und ins Leere gerichtet: absichtslos dasein.

Atem: Die Aufmerksamkeit wird im unteren Dantian gehalten. Durch die Verankerung im Becken-Bauchraum kann sich der Atem auf natürliche Weise vertiefen. Aufkommende Muskelspannung sowie kreisende Gedanken werden wahrgenommen und losgelassen.

Man kann sich auch bewusst auf den Atem konzentrieren: mit dem Ausatmen alles Schwere nach unten sinken lassen. Mit dem erneuten Einatmen ein innerliches Steigen zulassen und sich mühelos zum Himmel aufrichten.

In der Baumhaltung eine Zeitlang verweilen (2, 5 oder 10 Minuten).

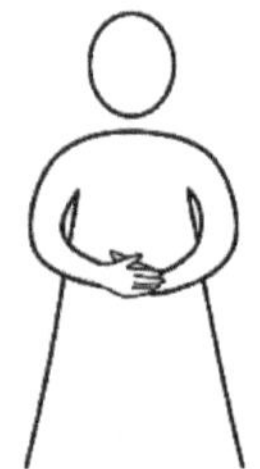

Abschluss: Danach die Übung abschließen, die Aufmerksamkeit im unteren Dantian sammeln und nachspüren (siehe Kap. 4.3 Abschluss der Übung).

Vorstellung:

- Ich bin über den Kopf mit der Weite und Leichtigkeit des Himmels verbunden („oben leicht und leer"). Über die Füße und das Bauchzentrum bin ich mit der Ruhe und der Stabilität der Erde verbunden („unten voll und schwer").

- Von oben werde ich gehalten wie von einem seidenen Faden, der bis in den Kosmos reicht und der den Scheitelpunkt sanft etwas nach oben zieht. Die Erde trägt und nährt mich (sprudelnde Quelle, Yongquan). In meiner Mitte (Bauchmitte und Herzmitte) bin ich fest verankert und kann mich dem Leben vertrauensvoll überlassen (mich in die Gebärde fallen lassen).
- In der daoistischen Philosophie wird der Mensch mit einem Baum verglichen. Der Übende kann sich das Bild eines Baumes vorstellen: Von den Füßen aus gedanklich Wurzeln in den Boden wachsen lassen, die Standfestigkeit geben. Die Arme als Zweige vorstellen, die sich leicht im Wind bewegen. Die aufgerichtete Wirbelsäule und Beine als stabilen und flexiblen Stamm des Baumes vorstellen. Den leicht gehaltenen Kopf mit der wiegenden Baumkrone assoziieren. [6]
- Ich werde vom eigenen Atem innerlich sanft bewegt. Lebensenergie strömt durch meinen Körper.
- Der kosmische Atem strömt in mich ein und aus. Es atmet mich. Ich werde innerlich weich, weit und durchlässig.
- Ich werde durchlässig für den Atem des Dao (den Atem Gottes), für das heilsame himmlische Qi (Wuji, Kap. 3.1), den heilsamen Geist Gottes.

Wirkung der Übung:

- Die Herz- und Lungenenergie verstärken: durch den energetischen Kontakt zwischen dem mittleren Dantian und beiden Handtellern (Laogong-Punkte).
- Innerlich zur Ruhe kommen: geistige und körperliche Spannungen loslassen im Innehalten und Spüren nach innen.

2. Stehende Säule

Ausgangsstellung: siehe oben „Stehen wie ein Baum“

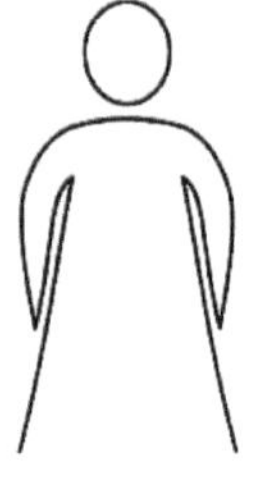

Ausführung: Die Handinnenflächen (Laogong-Punkte) nacheinander zu den drei Dantians ausrichten sowie zum Scheitelpunkt und zum Punkt der sprudelnden Quelle.

Die drei Dantians repräsentieren die Ganzheit des Menschen von Körper (Jing-Qi, unteres Dantian), Seele (Xin-Qi, mittleres Dantian) und Geist (Shen- oder Wu-Qi, oberes Dantian).

Beschreibung der Übung:

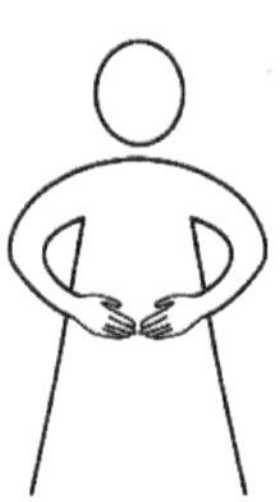

Die Übung beginnt wie „Stehen wie ein Baum“, die Hände befinden sich aber vor dem Bauchzentrum statt vor dem Brustzentrum und die Fingerspitzen weisen etwas zur Erde. In dieser Ausrichtung der Hände ein paar Augenblicke verweilen. Den energetischen Kontakt zwischen den Laogong-Punkten und dem unteren Dantian spüren, den Atem in Stille wahrnehmen und kommen und gehen lassen.

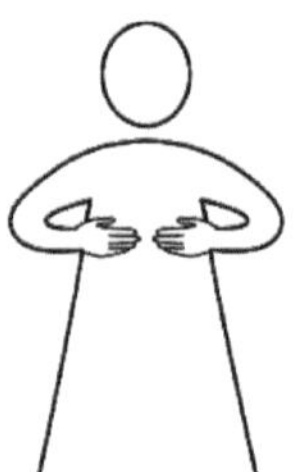

Danach die Hände vor das mittlere Dantian langsam fließend anheben und so einige Augenblicke spürend verweilen. Die Fingerspitzen weisen zueinander.

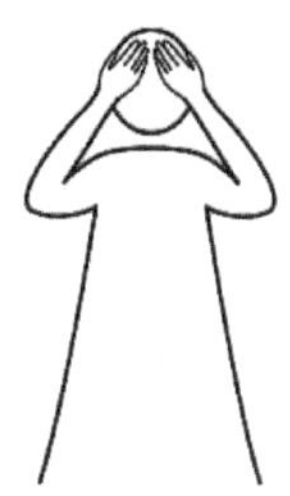

Dann steigen die Hände langsam fließend weiter zum Kopfzentrum. Hierfür drehen die Fingerspitzen nach oben (und die Ellenbogen richten sich etwas nach außen und unten). Die Mittelpunkte der Handinnenflächen weisen mit Abstand zum Kopf zum Punkt zwischen den Augenbrauen und verbinden sich energetisch mit dem oberen Dantian. Auch hier einige Atemzüge lang verweilen.

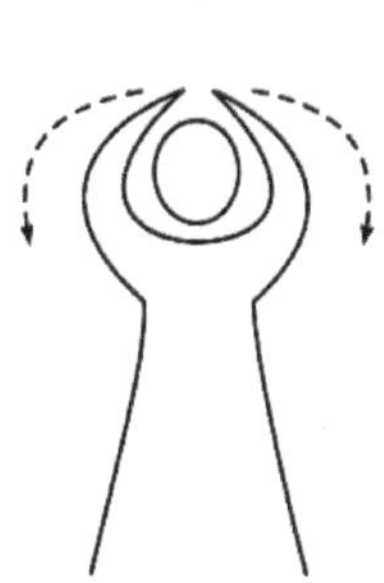

Bevor die Hände wieder sinken, runden sich die Arme mit dem Anheben nach oben, die Ellenbogen drehen nach außen. Die Hände richten sich zum Scheitelpunkt (Baihui) aus. So kommen die Handteller in Kontakt mit dem höchsten Punkt des Körpers. Auch dieses Zentrum kann energetisch aktiviert werden, um die Weite „des Kosmos" zu erspüren (siehe Kap. 4.4 Harmonie: Der Mensch als Mikrokosmos im Makrokosmos).

Zum Schluss sinken die Hände bogenförmig über die Außenseiten des Körpers zum Gegenpol, „zur Erde" und nehmen in ihrer Endposition die Haltung der „stehenden Hände" neben den Hüften ein. Hiermit verbunden ist ein Sinken der Aufmerksamkeit (des Atems, des Qi) und ein Sich-Verwurzeln im Kontakt mit der Erde und dem Punkt der sprudelnden Quelle (Yongquan) unter den Fußsohlen. Die Gedanken werden ruhig und klar.

Den steigenden und sinkenden Ablauf je nach Ausdauer ca. 3 – 5 Mal wiederholen.

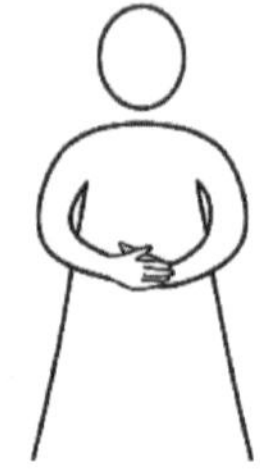

Abschluss:
Danach die Übung abschließen, die Aufmerksamkeit im unteren Dantian sammeln und nachspüren (siehe Kap. 4.3: Abschluss der Übung).

Vorstellung:

- Der Mensch als Körper-Seele-Geist-Einheit: GanzMenschSein [7]
- Ich bin mir meiner Würde (Aufrichtung) als Mensch zwischen Himmel und Erde bewusst und fühle mich geborgen, gehalten, getragen und umhüllt (siehe Wei-Qi).

Wirkung der Übung:

- Über den Kontakt der Hände zu den drei Dantians und durch die innere Aufmerksamkeit wird der Energiefluss im Meridiansystem angeregt und ins Gleichgewicht gebracht.
- Die Wahrnehmungsfähigkeit für das Feinstoffliche wird vertieft und verfeinert.
- Das Wei-Qi wirkt wie ein Schutzmantel. Es sorgt für die Erwärmung der Haut, für die Funktion der Poren und die Kontrolle des Schweißes. Das Immunsystem des Körpers wird gestärkt. [8]

3. Stilles Sitzen

Ohne Bild

Ausgangsstellung: Für diese Übung wird eine Sitzhaltung auf einem Kissen eingenommen. Es kann auch ein Bänkchen oder Stuhl verwendet werden.

Ausführung: Der Übende sitzt entspannt aufgerichtet und zugleich innerlich fest im Sinne von Zuo-Wang, Za-Zen und Kontemplation.

Beschreibung der Übung:

Siehe hierzu weiter unten eine Anleitung von Klemens Speer.

Anmerkungen und Wirkung der Übung:

Es gilt, "in ruhevoller Wachheit" [9] alles wahrzunehmen und dabei regungslos in Stille zu sitzen.

- *Der Atem als Fokus*: Hilfreich beim stillen Sitzen ist das Zählen beim Ein- und Ausatmen.
- *Ein Mantra als Fokus*: Der Übende probiert, ganz mit seinem Atem eins zu werden. Jäger nennt dies „Bewusstseins-Sammlung". [10] Dafür kann man ein Mantra (z.B. „Shalom") oder einen Wortklang (z.B. „Om") im Körper resonieren lassen. A-, O- oder U-Laute unterstützen die Erdung. Das vibrierende „Mmm" kann den ganzen Körper sehr wohltuend (wie Balsam) durchströmen.
- *Stilles Sitzen ohne Fokus*: Der Übende kann aber auch im Spüren und Horchen nach innen versuchen, leer zu bleiben. Im Zen wird diese Übung Shikantaza (Sitzen und sonst Nichts), genannt. Nicht denken, nichts was im Bewusstsein auftaucht, wird angenommen, keine besondere Aufmerksamkeit auf den Atem richten. Dies nennt Jäger „Bewusstseins-Entleerung". [11] Nach jeder Ablenkung kehrt der Übende wieder zur reinen, nicht-wertenden Aufmerksamkeit zurück: Einssein mit dem Dao. „Hier in der Stille geschieht die Kommunikation mit dem, was Gott, Gottheit, Christusbewusstsein, Essenz oder Leerheit genannt wird. Hier ist der Ort der Begegnung." [12]

Die Praxis der Übung - Eine Anleitung für Zen und Kontemplation - von Klemens J.P. Speer

Wie sieht nun die Praxis des Zen aus? Was muss ich tun, um im Sinne des Zen zu meditieren? Die zentralen Aspekte der Übung sind stilles Sitzen (Za) und langsames Gehen (Kinhin).

Stilles Sitzen wird auch Sitzen in Versenkung (Za-Zen) oder Sitzen in Gewahrsein genannt. Der Übende sitzt unbeweglich und schweigend auf einem Bänkchen oder einem Kissen, und zwar so, dass seine Sitzbeinhöcker unterstützt werden und sich die Wirbelsäule gerade aufrichtet. Das kann im Knien auf einer nach hinten schräg ansteigenden Sitzfläche (Bänkchen) geschehen oder im Lotus-, Halblotus- oder Viertellotussitz auf einem Kissen. Wem es nicht möglich ist, auf einem Kissen oder Bänkchen längere Zeit entspannt zu sitzen, der kann auch einen Hocker oder einen Stuhl benutzen. Wichtig ist, dass der Rumpf entspannt ist und gerade zum Scheitelpunkt des Kopfes aufgerichtet wird. Das Kinn wird leicht zurückgenommen, damit der Kopf gerade auf der Wirbelsäule steht. Der Kopf soll nicht nach vorn oder hinten, links oder rechts geneigt sein. Die Augen sind halb geschlossen bzw. halb geöffnet, und der Blick geht (etwa einen Meter) nach vorn auf den Boden ins Leere. Er ist gleichzeitig nach innen und außen gerichtet. Der Blick ist gesenkt, und die Augen sollen dabei nicht auf einen Punkt fixiert werden. Die Sitzhaltung sollte so sein, dass man sich wohl fühlt, damit man längere Zeit entspannt sitzen kann.

Der Atem sollte tief in den Bauch hinein sinken können. Das ist nur möglich, wenn er nicht durch eine zu enge Hose oder einen Gürtel eingeengt wird. Der Atem sollte frei und natürlich fließen können und nicht beeinflusst werden. Die ganze Aufmerksamkeit ist jedoch auf den Atemrhythmus gerichtet. Es geht darum, innerlich mit dem Atemrhythmus mitzuschwingen und Gedanken wie Wolken vorüberziehen zu lassen, ohne sich daran festzuhalten. Es geht darum, nicht ins Nachdenken zu geraten, sondern alles rationale Denken loszulassen. Gedanken dürfen auftauchen. Sie sollten jedoch nur wahrgenommen und wieder losgelassen werden. Es ist also wichtig, einerseits nicht ins Nachdenken zu geraten und andererseits nicht ins Träumen oder Dösen zu verfallen oder inneren Bildern oder Phantasien nachzuhängen. Es geht um eine wache, helle Präsenz und Aufmerksamkeit, die ausschließlich auf die Wahrnehmung des Atems gerichtet ist.

Als Konzentrationshilfe für den Anfänger dient das Zählen des Atemrhythmus. Dies kann auf unterschiedliche Weise geschehen. Es kann das *Ein- und Ausatmen* von 1 bis 10 gezählt werden (5 Atemzüge: 1

ein und 2 aus, bis 10 und dann wieder von vorn beginnen). Oder es kann *nur das Ausatmen* oder *nur das Einatmen* gezählt werden von 1 bis 10 (10 Atemzüge: entweder 1 nur aus oder 1 nur ein, bis jeweils 10 und dann wieder von vorn beginnen). Dabei ist es wichtig. Wird versucht, den Atemrhythmus an ein mechanisches Zählen anzupassen, dann gerät das Atmen ins Stocken oder der Atem wird gepresst. Das verhindert eine natürliche Atmung und Entspannung. Wird nur das Ausatmen gezählt, so kann unbewusst dadurch das Ausatmen leicht verstärkt werden. Das kann einerseits eine Entspannung verstärken, aber andererseits auch zu Müdigkeit führen. Eine zu große Müdigkeit kann durch das Zählen des Einatmens verhindert werden, da dadurch die Sauerstoffaufnahme verbessert werden kann und die Müdigkeit nachlässt oder verschwindet. Das kann dem Übenden helfen, wach und präsent bei der Übung zu bleiben. Es geht darum, sich ganz in die Übung fallen zu lassen, alles Äußere loszulassen und sich in den Atem, in die Übung, zu versenken.

Wichtig für die Übungspraxis ist, dass sich der Schüler oder die Schülerin ganz in die Übungspraxis vertieft und von allen Erwartungen, Wünschen und Hoffnungen an ein Übungsergebnis löst, egal welche inneren Erfahrungen auch auftauchen mögen. Es ist wichtig, die eigenen Erfahrungen nicht zu bewerten und immer wieder zur eigentlichen ganz nüchternen Übung zurückzukehren. Es geht darum, loszulassen, Achtsamkeit, Gelassenheit, Nicht-Anhaften und Nicht-Verdrängen zu üben und dabei ganz im Hier und Jetzt zu sein.

Die Übung misslingt, wenn wir die Übung „machen" wollen, indem wir uns zum Beispiel innerlich darauf fixieren, nicht zu denken. Diese Fixierung auf das Nichtdenken ist eine „Falle", also ein Festhalten oder Anklammern an das Nichtdenken, was zu einer inneren Starre oder zur „toten Leere" führt, wie es im Zen genannt wird. Es geht darum, auch diese Fixierung loszulassen.

Sollten außerkörperliche Erfahrungen in der Meditation auftauchen (was vorkommen kann), ist es immer ratsam, (ergänzend) Methoden anzuwenden, die zu einer besseren Wahrnehmung und Integration des Körpers führen, wie z.B. Yoga, Taiji, Qigong, Aikido, Bioenergetik oder andere Körpertherapien. Ebenso kann es vorkommen, dass ungelöste seelische Konflikte oder Traumata aus dem Unbewussten auftauchen, die verdrängt waren und verarbeitet werden wollen. Dann kann es erforderlich sein, sich therapeutische Hilfe zu holen. Zen und Kontemplation sind keine Psychotherapie und kein Therapie-Ersatz.

Nach dem Abschluss einer Sitzrunde ist es ratsam, vor dem Aufstehen die Hände zu reiben, über Kopf, Nacken und Nieren-Beckenbereich sowie über die Beine zu streichen und darauf zu achten, nicht zu ruckartig aufzustehen, damit der Kreislauf sich an die Bewegung und gegebenenfalls an das Kinhin anpassen kann.

Meditatives Gehen *(Kinhin)* ist keine Entspannungsübung und keine Unterbrechung der Übung, sondern ein Üben von stillem Gewahrsein im Gehen. Auch das meditative Gehen kann auf unterschiedliche Weise ausgeführt werden. So kann jeder Schritt mit einem Atemzug oder mit dem Ein- und Ausatmen verbunden werden. Oder es kann die Aufgabe sein, ganz wach und präsent jeden Schritt wahrzunehmen, also jeden Schritt ganz bewusst und langsam zu setzen und dabei auf eine klare Gewichtsverlagerung zu achten. Auch kann das langsame Gehen mit einer klaren Aufrichtung nach oben zum Scheitelpunkt verbunden werden.

In der Zen-Linie „Leere Wolke“ und in der Kontemplations-Linie „Wolke des Nichtwissens“ von Willigis Jäger wird in Sesshins und Übungstagen morgens vor dem Sitzen oder auch an den Nachmittagen ein schnelles Gehen im Kreis praktiziert. Dieses schnelle Gehen kann auch mit dem Atemrhythmus verbunden werden, und hat zudem die Funktion, den Kreislauf zu aktivieren und dabei hellwach und präsent zu sein.

Beim Aneinanderschlagen von zwei Hölzern wird das Gehen plötzlich unterbrochen und der Übende verweilt einen Augenblick ganz präsent im stillen Stehen. Das fördert die Präsenz. Danach geht jeder zügig auf seinen Sitzplatz zurück.

4.4 - Übungsreihe: Die Harmonie

Ein Naturkreislauf zu den fünf Wandlungsphasen

Die Harmonie ist ein sehr beliebter kleiner Taiji-Bewegungsablauf. Diese kleine Form lässt den Anfänger unter vereinfachten Bedingungen die wesentlichen Prinzipien der bewegten Meditation erfahren: Die Zentrierung, Aufrichtung, meditative Aufmerksamkeit, ein stetiger sanfter Bewegungsfluss sowie Harmonie von Bewegung und Atmung. So wird der Weg zum komplexen und differenzierten Übungssystem des Taijiquan (z.B. Kurze Form, Lange Form) vorbereitet.

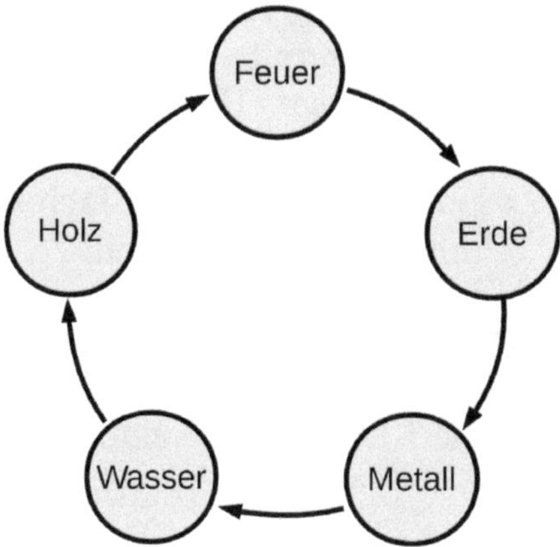

Abb. 20: Wandlungsphasen Wu Xing, nährender Zyklus

Die Bewegungssequenz wird auch Fünf-Elemente-Übung genannt. Klaus Moegling bezeichnet sie als „eine wunderbare Komposition verschiedener, überlieferter Bewegungsbilder“, die auf der chinesischen Theorie der fünf grundlegenden Wandlungsphasen oder Elemente (Wasser, Holz, Feuer, Erde, Metall) beruht. [13]. Alles in der Natur steht miteinander in Verbindung, unterstützt oder begrenzt einander und strebt damit ständig nach einem Gleichgewicht, Harmonie. So nährt z.B. Wasser das Holz, andererseits korrigiert Wasser, wenn Feuer droht, Holz zu verbrennen (siehe auch Kap. 3.1).

Der Harmonie liegt der nährende Zyklus der Elemente zugrunde:

Wasser nährt Bäume und Pflanzen (Holz).
Holz lässt Feuer brennen.
Asche (durch Feuer) reichert die Erde mit Nährstoffen an.
Erde bringt Erze (Metall) hervor.
Mineralien (Metall) beleben Wasser.

Die Idee des stetigen Wandels aller Dinge in der Welt ist eine der Grundauffassungen der chinesischen Kultur. Die Fünf-Elemente-Theorie ist ein Modell der alten daoistischen Philosophie, um den ständigen Wechsel der Wirklichkeit begreifen zu können.

Hierauf basiert auch die Traditionelle Chinesische Medizin (TCM). Alle Aspekte des Lebens werden in Beziehung gebracht zu den qualitativen Wandlungsphasen (Wasser, Holz, Feuer, Erde, Metall). Die einzelnen Elemente haben auch wiederum einen Yin und Yang-Aspekt und stehen im Zusammenhang mit den Jahreszeiten, den Emotionen, den Organen, ... mit dem ganzen Leben.

Im Folgenden werden die fünf Bewegungsbilder der Harmonie, die Verknüpfung der Elemente untereinander und die Verbindung zur TCM beschrieben. Für die Akupunkturpunkte siehe [14].

Bewegungsbild 1: Das Element Wasser

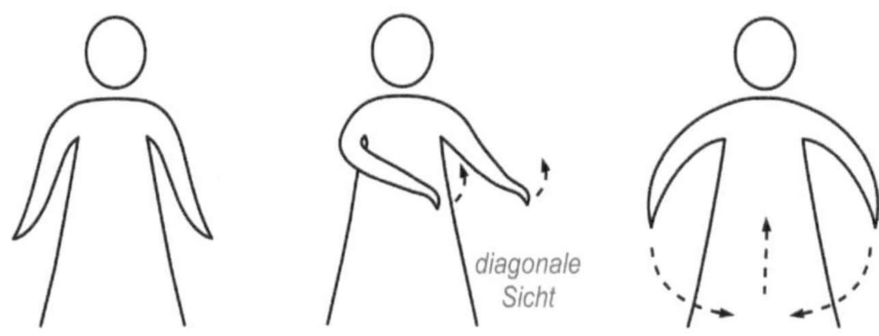

Ausgangsstellung:
Parallelstand, Schulterbreite (siehe Einleitung Kap. 4.3)
„Stehende Hände" neben den Hüften
Verwurzelung über Füße, Becken, Hände.

Beschreibung:
Einatmend treiben die Hände (leicht wie von einer Wasserwelle hinaufgetragen) bis etwa unterhalb der Schulterhöhe (siehe „Das Chi wecken“, Kap. 4.3). In einer durchgehenden Bewegung greifen die Hände dann nach außen, sinken zur Erde und schöpfen das Wasser, dabei *ausatmen.* Für das Schöpfen in die Hocke gehen, die Fußspitzen etwas nach außen drehen und die Fingerspitzen auf Höhe der Füße oder der Knie zusammenführen: „Wasserschöpfen“.

Vorstellung:
- Wasserschöpfen aus der Quelle.
- Der Keimling wird behutsam gehalten und aus der Quelle gespeist.

Verbindung zur TCM:
Aktivieren des Blasen- und Nierenmeridians.
Spüren in die Fußsohlen zum Punkt der sprudelnden Quelle: Akupunkturpunkt Niere Ni1 (Yongquan).
Jahreszeit: Winter (Ruhe, Sammlung, Reaktivierung).

Bewegungsbild 2: Das Element Holz

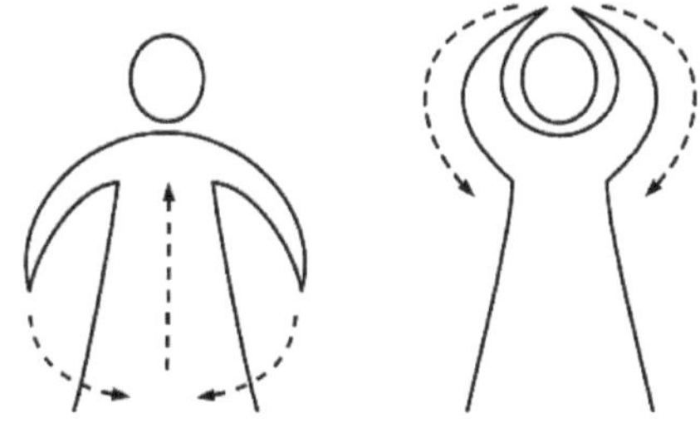

Beschreibung:
Mit dem Aufrichtungsimpuls drehen die Fußspitzen wieder nach vorne zurück in den Parallelstand. Gleichzeitig drehen die Fingerspitzen nach oben, dabei *einatmen.* Die aneinander liegenden Hände steigen vor der Rumpfmitte zum Scheitelpunkt. Der Keimling gewinnt an Kraft und wird stark wie das Holz des Baumstammes. Die Handflä-

chen bewegen sich am Stamm des Baumes entlang zur Baumkrone. Der Blick folgt den Händen.
Über dem Scheitelpunkt angekommen, öffnen sich die Hände bogenförmig zur Seite (die Ellenbogen drehen nach außen, die Handinnenflächen sind zum Kopf gedreht) und umkreisen die sich entfaltende Baumkrone, dabei *ausatmen.*

Vorstellung:

- Wasser nährt Holz. Aus der Quelle wächst ein Keimling zum Baum.
- Die Baumkrone entfaltet sich.

Verbindung zur TCM:
Harmonisieren des Leber- und Gallenblasenmeridians.
Spüren zu den Achselhöhlen: Öffnen (Stimulieren) der Akupunkturpunkte Kreislauf KS2 und Gallenblase GB22.
Jahreszeit: Frühjahr (Aufbruch, Wachstum, Neubeginn).

Bewegungsbild 3: Das Element Feuer

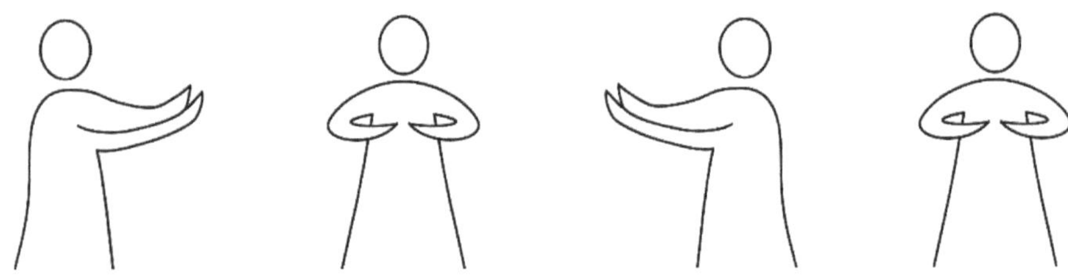

Beschreibung:
Energie abgeben: Leicht in den rechten Fuß einsinken und auf der linken unbelasteten Ferse den Fuß um 90 Grad ausdrehen, *dabei einatmen.* Mit einem Loslassen in den Ellenbogen sinken die Arme bis auf Brusthöhe und die Handflächen drehen nach außen in die „Tigermaul-Haltung“ (siehe Kap. 4.2). Mit der Gewichtsverlagerung auf den vorderen linken Fuß (70%) schieben die Arme nach vorne. Die Energie wird aus den Füßen und dem unteren Dantian mobilisiert und durch die Herzmitte über die Hände nach außen abgegeben: Herzenergie in die Welt verströmen, verteilen, *dabei ausatmen.*

Energie aufnehmen: Mit dem Zurückverlagern auf den rechten hinteren Fuß und Eindrehen der linken Fußspitze kehrt der Übende wieder zur Mitte in den Parallelstand zurück, dabei *einatmen.* Die Handinnenflächen drehen hierbei zur Körpermitte vor das mittlere Dantian: Energie aus der Welt im eigenen Herzzentrum aufnehmen. Die Bewegung fließt ohne Unterbrechung weiter mit der Gewichtsverlagerung auf den linken Fuß. Jetzt kann die Übung zur rechten Seite ausgeführt werden, dabei *ausatmen.* Das abschließende Zentrieren in der Mitte (mittleres Dantian), dabei *einatmen,* leitet das Element Erde ein.

Vorstellung:

- Holz nährt Feuer, das verbrannte Holz wird zur Asche. Asche macht die Erde fruchtbar.
- Energie spenden: Herzenergie an die Welt schenken. Energie aufnehmen: Energie aus der Welt im Herzen aufnehmen.

Verbindung zur TCM:

Harmonisieren des Herz- und Dünndarmmeridians.
Spüren zu den Unterarmen: Akupunkturpunkte Kreislauf KS5 und KS6.
Jahreszeit: Sommer (Höhepunkt des Wachstums und der Kraft, Prozess des Reifens).

Bewegungsbild 4: Das Element Erde

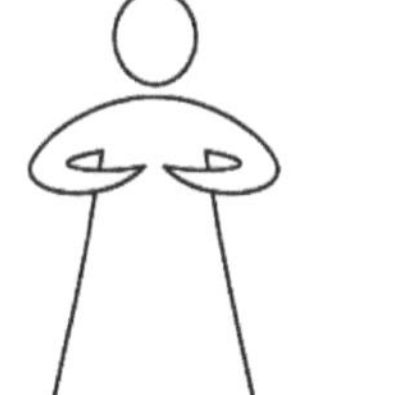
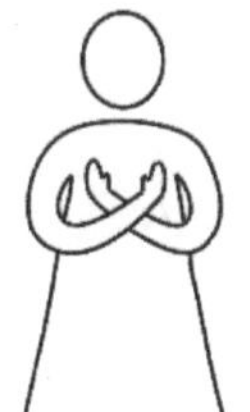
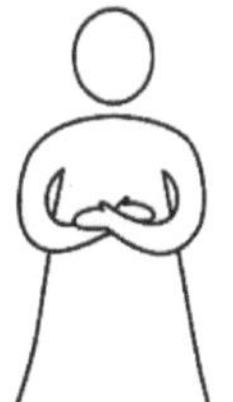
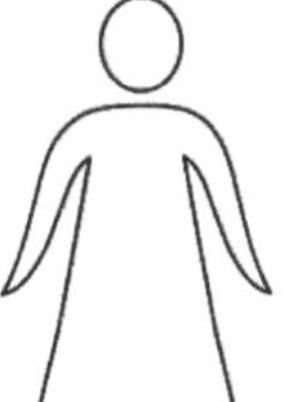

Beschreibung:

Die Hände sind zum mittleren Dantian ausgerichtet. Mit einer einsammelnden Gebärde, dabei *ausatmen*, kreisen die Arme zum unte-

ren Dantian. Hier werden die Handgelenke zusammengeführt und kreuzen vor dem Solar Plexus (Sonnengeflecht), um dann in einer geschmeidig fließenden Bewegung umeinander zu drehen, dabei *einatmen*: in der Überkreuzung wenden sich die Handinnenflächen zum unteren Dantian (Energie im Bauchzentrum sammeln) und dann zum Boden. Die obere Hand streift über den unteren Handrücken, die Hände trennen sich wieder und sinken neben die Oberschenkel zu „stehenden Händen". Mit dem Sinken *ausatmen*.
Mit dem Sinken und Steigen der Arme verbindet sich dem Sinken uns Steigen in den Beinen (durch das leichte Strecken und Beugen in den Knien).

Vorstellung:

- Das verbrannte Holz wird zur Erde: Asche mengt sich mit Erde. Die Mineralien bilden die Metalle (Wandlungsprozess).
- Die Früchte der Erde werden eingesammelt (Kreuzen der Handgelenke). Das Trennen der Hände deutet ein Verteilen der Früchte an. [15]
- Während des Steigens und Sinkens der Hände drehen die Handgelenke locker umeinander hin. Diese zierliche, mühelose und geschmeidige Bewegung symbolisiert für mich den Transformationsprozess, der auf geheimnisvolle Weise in der Erde stattfindet.

> *„Kannst du einen Stern berühren?", fragte man das kluge Kind. „Ja", sagte es, neigte sich und berührte die Erde. (Hugo von Hoffmannsthal)*

Verbindung zur TCM:
Stimulieren des Magen- und Milzmeridians.
Die Hände steigen und sinken zwischen den Akupunkturpunkten: Magen, Ma25 (Bauchzentrum) und Ren Mai, Ren12 (Sonnengeflecht). Diese Bewegung wirkt erdend, beruhigend und harmonisiert den tiefen Atem.
Jahreszeit: Spätsommer (Zeit des Erntens; Sammeln und Austeilen). Die Wandlungsphase Erde steht für Balance und Neutralität.

Bewegungsbild 5: Das Element Metall

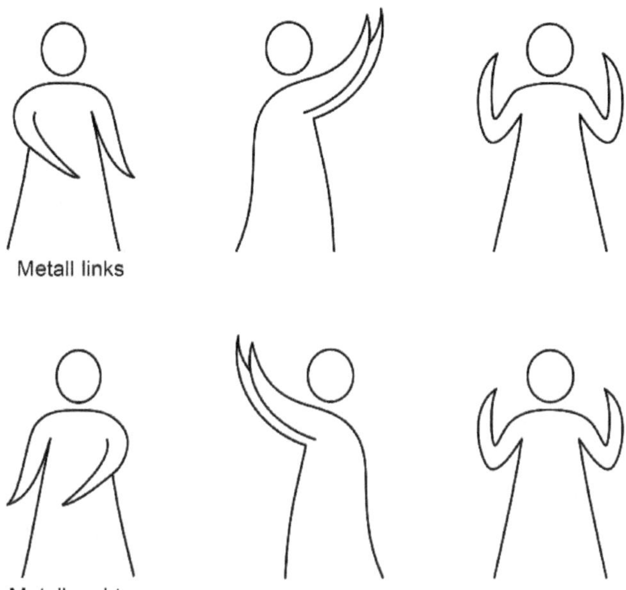

Beschreibung:
Die „stehenden Hände“ entspannen und diagonal nach links oben steigen lassen. Dabei findet eine leichte Drehung der Hüfte und des Rumpfes nach links und eine Gewichtsverlagerung in den linken Fuß statt. Die rechte Ferse läßt los und dreht nach rechts außen, der ganze Rumpf streckt sich und *dabei* wird *eingeatmet*. Der Blick geht nach schräg oben zu den zueinander gerichteten Handtellern. Diese treiben mit dem Geradedrehen des Rumpfes über den Kopf, von wo aus sie *ausatmend* vor der Rumpfmitte sinken. Das Gewicht wird wieder auf beide Füße zentriert (50/50). Die Handinnenflächen sind zueinander gerichtet als ob sie an einem polierten Metallpfahl hinunterstreichen. Unten angekommen gibt die leichte Drehung nach rechts und das Loslassen der linken Ferse den Auftakt für die Wiederholung der Metallbewegung zur rechten Seite.
Beim Auf- und Abwärtsbewegen der Hände den Wechsel von Leere (Yang) und Fülle (Yin) spüren.

Vorstellung:

- Die zurückziehende Abwärtsbewegung der Arme bewirkt das Komprimieren der Energie im unteren Dantian und symbolisiert das Bilden von Metallen in der Erde.

Verbindung zur TCM:
Harmonisieren des Lungen- und Dickdarmmeridians.
Spüren in Daumen und Zeigefinger und in den Zwischenraum zwischen den Handflächen: Akupunkturpunkt Kreislauf KS8 (Laogong).
Jahreszeit: Herbst. Die Säfte ziehen sich in die Wurzeln zurück. Abnahme von Aktivität. Hier schließt sich der Kreis zum Wasser, dem Ruhezustand (minimale Aktivität).

Abschluss der Übung und Hinweise

Die gesamte fünfteilige Bewegungssequenz wird ohne Unterbrechung ausgeführt: gleichmäßig, fließend und rund; achtsam wie das Ziehen eines Seidenfadens aus einem Kokon. Bei kontinuierlichem Üben stellt sich eine zunehmende Leichtigkeit und Durchlässigkeit des Körpers sowie eine Verfeinerung der Wahrnehmung ein. Das Qi kann ungehindert durch den ganzen Körper fließen. Die Übung kann mehrmals wiederholt werden. Abgeschlossen wird der Bewegungszyklus mit der Erdbewegung, denn diese stellt eine energetische Abrundung dar. Für das Nachspüren des Zyklus kehren die Hände in einer kreisförmigen Bewegung auf das untere Dantian zurück.

So wie alle vorher beschriebenen Übungen kann auch die Harmonie im Sitzen auf einem Stuhl ohne Armlehnen durchgeführt werden, eventuell mit kleinen Anpassungen. So kann z.B. die Feuerbewegung nur mit einer Hand (halbes „Tigermaul“) zur linken und rechten Seite erfolgen.

Eine ausführliche Beschreibung der Harmonie mit Fotos findet sich bei Klaus Moegling in seinem Buch: „Tai Chi Chuan, ein Lehrbuch für Anfänger und Fortgeschrittene“. [16]

Barbara Reik hat eine Variante für Senioren entwickelt und beschreibt diese sehr anschaulich in ihrem Buch „Tai Chi für Senioren". Hier erklärt sie auch die gesundheitlichen Wirkungen der einzelnen Figuren. [17]

Anmerkung zum Atem: Empfohlen wird, sich zunächst den Bewegungsablauf der Harmonie einzuprägen und den Atem dabei ganz natürlich fließen zu lassen, ihm keine Beachtung zu schenken. Erst wenn der Ablauf ohne zu stocken und zu überlegen fließend ausgeführt werden kann, erst dann bewusst auf die Verbindung von Atem und Bewegung achten. Der Atem führt dann die Bewegung an. Die Bewegung folgt dem Atemrhythmus.

Harmonie und Gesundheit

Die Harmonie ist eine effektive Körperübung für das Öffnen (Stimulieren und Harmonisieren) der Meridiane und das Geschmeidighalten der Gelenke sowie für das Verstärken des Bewegungsapparates und für einen sicheren Stand. Der kontinuierliche Wechsel zwischen Yin und Yang, zwischen Muskelspannung und Entspannung, zwischen Einatmen und Ausatmen, zwischen Aufnehmen (Annehmen) und Abgeben (Loslassen) bringt den gesamten Organismus und Geist in Harmonie.

Philosophisch-spiritueller Hintergrund

Die Fünf-Elemente-Übung ist keine reine Körperübung, sondern hat auch einen philosophisch-spirituellen Hintergrund. Der Übende wird sensibler für Kreisläufe in der Natur, für ökologische Zusammenhänge und Ungleichgewichtszustände im kleinen und weiteren Umfeld. Dies ist auch heute hochaktuell im Zusammenhang mit Klimawandel, Verschmutzung von Luft und Meeren, Verschwendung von Grundstoffen u.a. Wie übergeben wir diese Welt an folgende Generationen? Übergriffe auf die Natur und ein blinder Aktionismus stehen konträr zum daoistischen Lebensprinzip Wu Wei, Handeln durch Nicht-Handeln, Loslassen (auch als müheloses Bemühen zu verstehen). Enthaltung eines gegen die (innere und äußere) Natur gerichteten Handelns.

Gemeint ist ein Innehalten und Achtsamkeit (Bewusstheit), um den natürlich stattfindenden Ausgleich der Kräfte Yin und Yang und der Wandlungsphasen Wu Xing nicht künstlich zu stören. „Loslassen als Voraussetzung für Wachstum.“. [18]

Im Daodejing, dem uralten Buch über die Kunst des Loslassens des Egos heißt es:

Will einer die Welt an sich nehmen
und an ihr handeln -
Ich sehe, dass es ihm nicht gelingt.
Nun, die Welt ist ein heiliges Gefäß
und nicht etwas, woran man handelt.
Wer handelt, scheitert dabei.
Wer festhält, verliert´s.

(Daodejing 45/1)

Übt man die Harmonie im Freien an einem schönen Platz in der Natur, werden alle Sinne geweckt und es kann sich ein intensives Gefühl von Lebendigkeit, Achtsamkeit sowie Verbundenheit und Einssein mit der Natur einstellen. Das im Körper (Mikrokosmos) fließende Qi verbindet sich mit dem Qi des Universums (Makrokosmos): Verbinden von Innen und Außen. Die so entstehende Harmonie bewirkt das umfassende Wohlgefühl des Taiji/Qigong, die Einheit von Körper, Seele und Geist. Der Übende kann sich als Teil eines größeren Ganzen, als in Harmonie mit dem ganzen Kosmos erfahren.

4.5 - Übungsreihe: Versenken und Wandeln

Offenheit, Heiterkeit und Handeln im Alltag

Der meditative Text „Versenken und Wandeln“, in der Form eines Versreims, lädt durch die Ausführung - im Einklang mit der Bewegung - zur Verinnerlichung ein. Wie ein Lehrsatz oder Lehrgedicht schlägt „Versenken und Wandeln“ den Bogen von den philosophisch-religiösen Ausführungen (siehe Kap. 2 bis 3) hin zum konkreten Handeln im Alltag.

Versenken und Wandeln

Nicht denken, nicht tun,
im Inneren ruhen,
aus dem Inneren handeln
und die Welt verwandeln,
den Raum erweitern
und die Seele erheitern,
das Leben beschenken ...
sich in die Stille versenken!

22.6.2009
Klemens J.P. Speer

Neben den „äußeren“ Taiji-Prinzipien (siehe Kap. 4.3) dienen auch die von Klemens Speer kurz zusammengefassten „inneren“ Taiji-Prinzipien als Leitfaden für die Beschreibung dieser Bewegungssequenz.

„Innere“ Taiji-Prinzipien
(Sie wirken von innen nach außen)

- **Stille**: geistige Leere, innere Ruhe
- **Spüren**: Wahrnehmen, Fühlen, Entspannen
- **Innere Heiterkeit**: Gelassenheit, innere Freude
- **Präsenz**: Aufmerksamkeit, Achtsamkeit, Wachsam sein
- **Wuwei**: Handeln ohne zu Handeln, aktionslose Aktion, müheloses Bemühen, im Fluss sein ...

Abb. 20: "Innere" Taiji-Prinzipien

Die sehr verdichtete Textfassung von „Versenken und Wandeln“ will einen Anstoß geben wie die (daoistisch-)spirituelle Sicht das alltägliche Handeln durchdringen kann – ein Handeln, das aus Ruhe und Wachheit entspringt und in der Geisteshaltung des Wu Wei im Alltag als ein müheloses Bemühen erfahren werden kann. Diese nur im Paradox zu fassende aktive Passivität oder aktionslose Aktion fehlt, so Klemens Speer, „nicht nur unserer westlichen Gesellschaft, sondern generell vielen einzelnen Menschen, die zu sehr im aktiven Machenwollen gefangen sind“ [19]

Wenn sich nach längerem Üben des Bewegungsablaufes der Atem- und Bewegungsrhythmus zu einer Einheit verbinden, entsteht ein spürbarer energetischer Fluss, ein entspanntes in der Form Mitfließen. Der Atem führt die Bewegung: Ich kann loslassen, es geschehen lassen. Leichtigkeit und innere Freude stellen sich beim Üben ein und darüber hinaus, häufig überraschend, auch im Alltag des Übenden, wenn die äußeren und inneren Prinzipien der bewegten Meditation mehr und mehr verinnerlicht werden.

Die Bewegungssequenz besteht aus sieben Figuren. Der Text „Versenken und Wandeln“ kann meditativ hörbar oder innerlich zu den Bewegungen gesprochen werden, dadurch wird die Ausdruckskraft der Bewegungen (Gebärden) verstärkt. Zunächst wird der äußere Bewegungsablauf der Basisübung beschrieben und dann folgen zwei Variationen zur Basisübung. Abschließend werden einige Gedanken zur Symbolik der meditativen Bewegungen vorgestellt. Natürlich ist der Leser frei, seinen eigenen Vorstellungsbildern und Assoziationen zu folgen.

Übungsreihe: Versenken und Wandeln

Eröffnung
1a
1b
Nicht denken, nicht tun,
im Inneren ruhen
2a
2b
Aus dem Inneren handeln
3a
3b
und die Welt verwandeln
4a
4b
Den Raum erweitern
5a
5b
und die Seele erheitern
6a
6b
Seitliche Ansicht
Das Leben beschenken,
7a
sich in die Stille versenken
7b

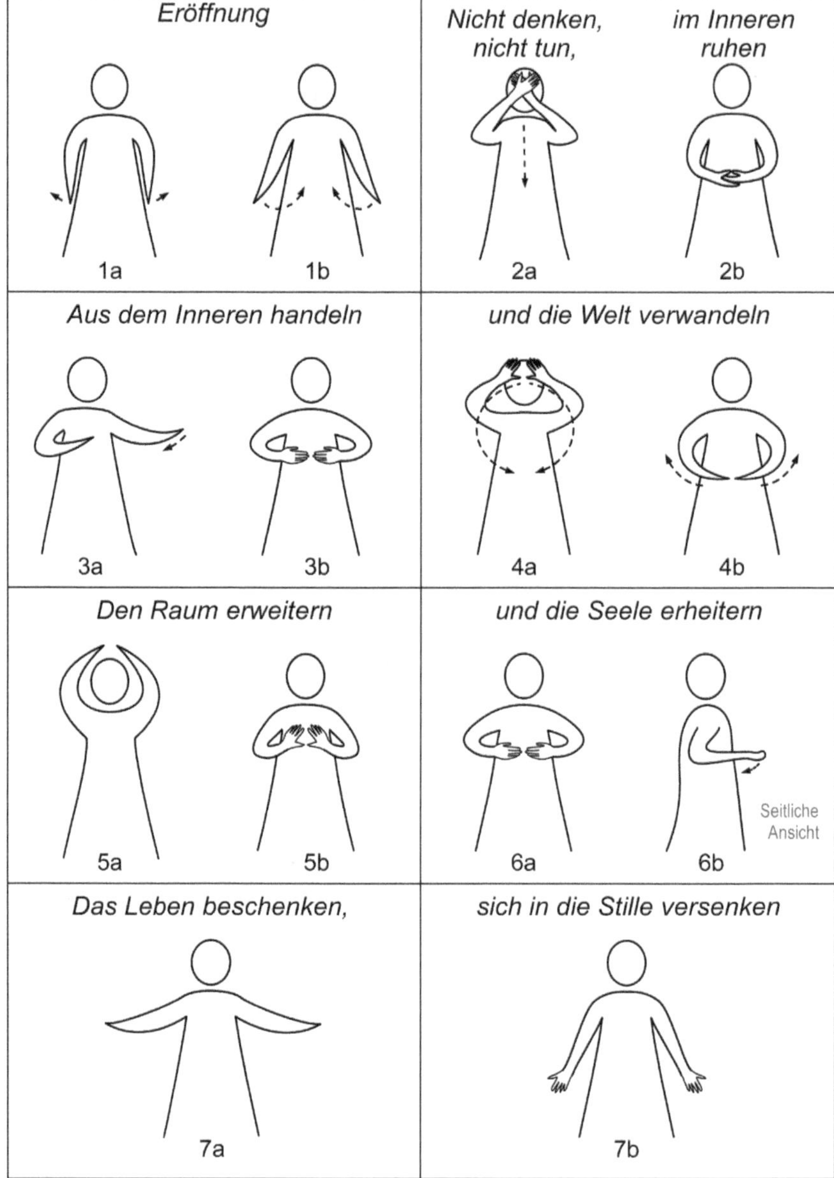

Abb. 21: Übersicht Versenken und Wandeln

Basisübung: Versenken und Wandeln

Figur 1

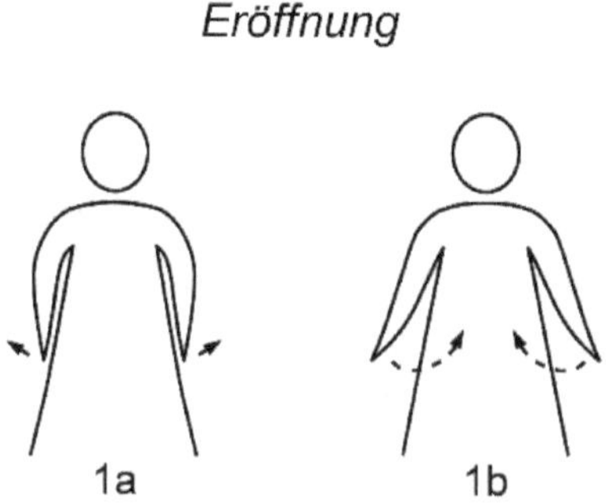

Ausgangsstellung: Die Füße werden zusammengestellt, die Fußspitzen gerade nach vorne gerichtet. Die Arme hängen entspannt. Die Handinnenflächen sind den Oberschenkeln zugewandt. Der Blick geht zum Horizont ins Leere. In dieser noch formlosen, unbewegten Wuji-Haltung konzentriert sich der Übende für einige Augenblicke auf seine Körpermitte, auf das untere Dantian.

(**Abb. 1a**) Schritt nach links in den Parallelstand, schulterbreit. Hierbei *einatmen*. Leicht sinken und gleichzeitig die Arme etwas nach außen treiben lassen. Dabei *ausatmen*. (**Abb. 1b**)

Figur 2

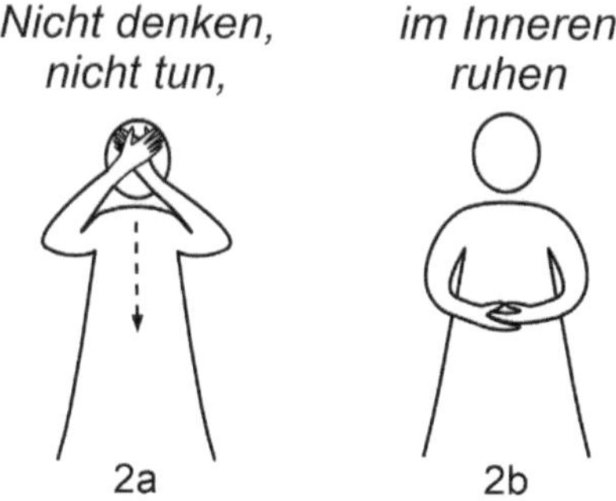

Mit dem Aufrichten die Handinnenflächen vor dem Stirnzentrum (oberes Dantian) kreuzen („Nicht denken"). Hierbei *einatmen.* Die linke Hand ist innen (**Abb. 2a**). Die Ellenbogen lösen, sie leicht nach außen richten lassen. Die Handgelenke entspannen und die Handaußenflächen zum Boden drehen („Nicht tun").

Die gekreuzten Hände langsam zum unteren Dantian sinken lassen. Dabei *ausatmen.* Zum Ende der sinkenden Bewegung berühren sich die Daumenspitzen. Die linke Hand liegt in der Höhe der Leistenbeugen in der rechten Hand („im Inneren ruhen"). (**Abb. 2b**) Das Kreuzbein bewusst entspannen und sich im Becken-Bauchraum fest verankern: „Sitzhaltung" einnehmen. Rücken und Kopf gerade halten.

Figur 3 und 4

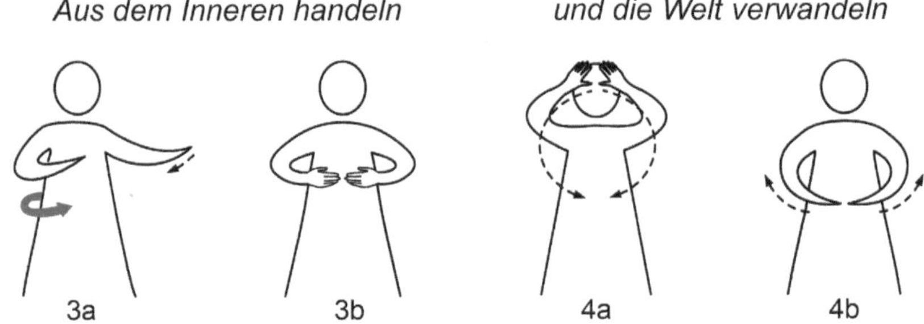

Aus der Körpermitte nach links drehen (**Abb. 3a**): Das Gewicht zuerst auf den rechten Fuß verlagern. Mit der Drehbewegung des Rumpfes den linken Fuß dann auf der unbelasteten Ferse ausdrehen (siehe Übung „Ball-Halten", Kap. 4.3). Die Handinnenflächen wenden sich mit dem einsetzenden Drehimpuls nach oben und die Hände steigen vom unteren zum mittleren Dantian (Herzmitte). Dabei einatmen. Mit dem Weiterdrehen nach links treibt der linke Arm zur linken Seite (nicht durchstrecken). Hierbei wird *ausgeatmet.* Der Blick geht in die linke zum Himmel geöffnete Hand und weiter über den Horizont hinaus. Die rechte Hand bleibt vor dem Herzzentrum.

Zur Mitte zurückdrehen (**Abb. 3b**): Ohne Unterbrechung kehrt die linke Hand zur rechten Hand zurück. Der Blick wird wieder nach vorne gerichtet. Dabei drehen auch der Rumpf und die linke Fußspitze wieder nach vorne (Parallelstand).

In einer fließenden Bewegung steigen beide Hände weiter vor das obere Dantian („Tigermaul-Haltung“), hierbei *einatmen. Ausatmend* sinken die Arme und die Hände umkreisen einen Ball (die Welt, den Alltag), der sich in der Vorstellung zwischen dem oberen und dem unteren Dantian befindet (**Abb. 4a**) … bis sie sich wieder vor dem Bauchzentrum treffen, wie eine Schale zum Himmel geöffnet. Die Fingerspitzen weisen in Höhe der Leistenbeugen zueinander (**Abb. 4b**). (Die Pfeile zeigen den Übergang zu 5a.)

Hinweis: Figur 3 kann auch ohne Gewichtsverlagerung und Ausdrehen des Fußes ausgeführt werden. Dann erfolgt die Drehung vor allem aus der Taille.

Figur 5 und 6

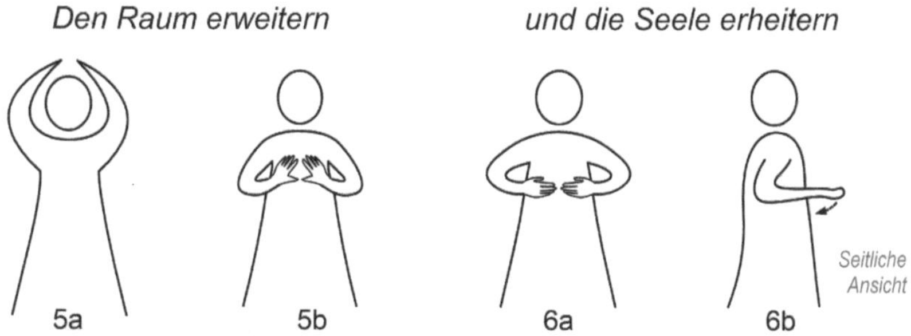

Mit der Aufrichtung treiben die Arme in Kreisbögen über außen bis über den Kopf und die Handteller richten sich zum Scheitelpunkt aus (**Abb. 5a**). Hierbei *einatmen*. Der Blick geht zum Horizont. Mit dem Loslassen in den Ellenbogen und im Kreuzbeinbereich sinken die Hände nach vorn auf Schulterhöhe. Dabei wird *ausgeatmet*. Anschließend drehen die Hände in Herzhöhe zur „Tigermaul-Haltung“ (**Abb. 5b**). Hierbei *einatmen*.

In einer durchgehenden Bewegung die Handinnenflächen nach vorne schieben („die Wolken wegschieben“). Dabei *ausatmen*. Zum Ende der Bewegung drehen die Handinnenflächen langsam und aufmerksam zum Rumpf auf Herzhöhe (**Abb. 6a**), siehe „Stehen wie ein Baum“. Die Schultern entspannt sinken lassen. Achtsam in den energetischen Raum spüren, der zwischen den Laogong-Punkten der Handteller und dem mittleren Dantian (Herzmitte, Seele) entsteht: Gelöstheit und Lebendigkeit (Heiterkeit) wahrnehmen.

Mit einem leichten Nachgeben drehen die Handinnenflächen zum Himmel und die Hände schließen zu lockeren Fäusten (Daumen innen zum Laogong-Punkt). Mit dem *Einatmen* werden die Fäuste zu den Rumpfseiten in Bauchhöhe gezogen. Hierbei in den Knien leicht einsinken und die Ellenbogen etwas nach außen richten (Öffnen der Achselhöhlen) **(Abb. 6b)**.

Figur 7

Das Leben beschenken, *sich in die Stille versenken*

7a

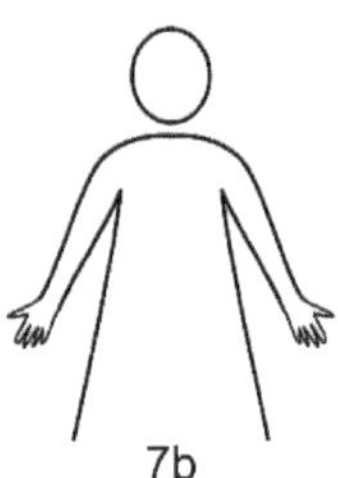

7b

Mit dem Aufrichten öffnen die Fäuste langsam und die Hände treiben bogenförmig in Herzhöhe weit nach außen: austeilende Gebärde. Den zum Himmel geöffneten Handtellern aus den Augenwinkeln nachschauen (**Abb. 7a**). Hierbei *ausatmen*, im Brustraum weit und weich werden. Mit dem erneuten *Einatmen* die Handteller aufmerksam drehen bis die Handkanten zum Boden weisen („Leeren der Hände“). Mit dem Lösen der Spannung (Loslassen in den Ellenbogen) *ausatmen* und die Arme langsam sinken lassen: energetische Leere in den Händen spüren.

Zum Ende des Sinkens (Entspannen des Kreuzbeines) drehen die Handteller nach vorne, die Arme sind etwas nach außen gerichtet:

energetische Fülle in den Handtellern wahrnehmen (**Abb. 7b**). Die Fingerspitzen werden in der Vorstellung verlängert und „in der Erde verwurzelt“. In dieser Haltung einige Augenblicke verweilen: ein- bis dreimal ruhig *ein-* und *ausatmen.*

Richtungswechsel in der Basisübung

Von **Abb. 7b** in die Ausgangsstellung zurückkehren (**Abb. 1a**), im *Parallelstand* bleiben. Schultern, Arme und Hände entspannen und die Handinnenflächen wieder zu den Oberschenkeln drehen. Jetzt kann die Übung wiederholt werden mit *Wechsel der Drehrichtung* (**Abb. 3a**): Beim Kreuzen der Hände ist dann die *rechte* Hand innen. Statt nach links wird nach *rechts* gedreht, d.h. die linke Hand bleibt vor dem Herzzentrum und der rechte Arm ist jetzt der ausdrehende Arm. Dabei den rechten Fuß auf der unbelasteten Ferse mitdrehen. So kann der Übende die Form einige Male im regelmäßigen Wechsel nach links und rechts wiederholen, mit oder ohne begleitendes Sprechen des Textes.

Abschluss der Basisübung

Die Füße zusammenstellen (Wuji, siehe Vorbereitung), entspannt hängende Arme.

Danach wieder den schulterbreiten Parallelstand einnehmen, die gekreuzten Hände auf dem Unterbauch ablegen und nachspüren (siehe Kap. 4.3 Abschluss der Übung).

Variation 1: Ausschreiten in den Bogenschritt

Die Form „Versenken und Wandeln“ wird dynamischer und erfordert mehr Balance, wenn sie mit einem Ausschreiten in den Bogenschritt beginnt. Dafür in **Abb. 1b** das Gewicht auf den rechten Fuß verlagern, den linken Fuß um 45 Grad ausdrehen und den rechten Fuß nach vorne setzen (rechter Bogenschritt). Mit der Zentrierung des Gewichts (90%) auf den vorderen rechten Fuß treiben die Hände vor das obere Dantian (**Abb.2a**). Mit dem Zurückverlagern des Gewichts sinken die Hände zum Unterbauch (**Abb. 2b**): Kreuzbein entspannen und „Sitzhaltung“ einnehmen.

Ausdrehen im Bogenschritt nach links (das Gewicht ist hinten): in einer fließenden Bewegung dreht erst der vordere unbelastete Fuß auf der Ferse *ein* und, nach erneuter Gewichtsverlagerung, der hintere unbelastete Fuß auf der Ferse *aus*: Dies geschieht gleichzeitig mit der Rumpfdrehung und der einhergehende Armbewegung nach links (**Abb. 3a**). In umgekehrter Reihenfolge drehen die Füße zurück in die Übungsrichtung (rechter Bogenschritt **Abb.3b**). Mit dem Steigen der Hände in **Abb. 4a** kehrt der Übende in den Parallelstand zurück: dafür wird der hintere linke Fuß wieder schulterbreit neben den rechten Fuß gesetzt. Die folgenden Figuren (**Abb. 4a bis 7b**) werden wie bei der Basisübung im Parallelstand ausgeführt. Im nächsten Durchlauf die Drehrichtung wechseln. Dafür erst den linken Bogenschritt einnehmen und aus dem Bogenschritt heraus nach *rechts drehen.*

Variation 2: Weiterdrehen in die vier Himmelsrichtungen

Fortgeschrittene können den Bewegungsablauf der Variation 1 in alle vier Himmelsrichtungen ausführen: linksherum und rechtsherum. Hierbei ist mehr Balance und Koordination gefragt als in der ersten Variation. In dieser zweiten Variation erfolgt das Drehen auch wieder aus dem Bogenschritt heraus.

Drehung rechtsherum:

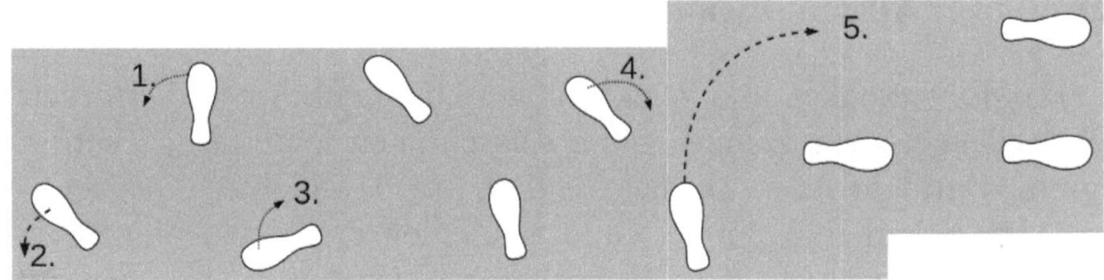

- Den rechten Bogenschritt einnehmen: Der rechte Fuß ist vorne.

- *Ausdrehen nach links, entgegen den Uhrzeigersinn*: Das Ausdrehen auf der unbelasteten Ferse setzt ein, wenn das Gewicht zu 90% auf dem hinteren linken Fuß angekommen ist (**Abb. 2b)**. Erst dreht der vordere rechte Fuß ein (**1**.), danach dreht der hintere linke Fuß aus (**2**.) (wie Variation 1).
- *Zurückdrehen zur Mitte und Weiterdrehen im Uhrzeigersinn*: Wenn der ausdrehende linke Arm zur Mitte zurückkehrt, wird weitergedreht (um 90 Grad) in die folgende Himmelsrichtung, wie folgt:
  - Dafür dreht der hintere, linke Fuß so weit wie möglich ein (**3**.).
  - Danach dreht der vordere, rechte Fuß in die neue Himmelsrichtung (**4**.) (ca. 135 Grad). Die Arme folgen dabei der Rumpfdrehung.
  - Für das Zurückkehren in den Parallelstand den hinteren, linken Fuß schulterbreit neben den rechten Fuß setzen (**5**.). Der Übende schaut in die neue Übungsrichtung.

Jetzt folgt das Steigen und Kreisen der Hände in der neuen Himmelsrichtung im Parallelstand (siehe Abb. 4a: „die Welt verwandeln“).

Danach Abb. 4a bis 7b wie in der Basisübung im Parallelstand ausführen.

So wird in alle vier Himmelsrichtungen rechtsherum gedreht.

Drehung linksherum *(Richtungswechsel):*

Direkt anschließend folgen wieder vier Durchläufe beginnend im *linken Bogenschritt, linker Fuß steht vorn.* Jetzt wird linksherum gedreht: erst *mit dem Uhrzeigersinn,* dann zurück zur Mitte und weiterdrehen *entgegen den Uhrzeigersinn* in die neue Himmelsrichtung.

Abschluss Variation 1 und Variation 2: siehe Basisübung

Symbolik zur Basisübung Versenken und Wandeln

<u>Sinkende Hände vom oberen zum unteren Dantian</u> **(Abb. 2a und 2b)**

Nicht tun – nur loslassen!

Die meditative Sammlung und Versenkung führt zu einem inneren Klärungsprozess: Gedanken und Gefühle kommen zur Ruhe so wie beim Teeaufgießen: nach und nach sinken die Teeblätter (Gedanken) zum Boden. Dann ist die Oberfläche glatt und ruhig. Der Geist (Shen) wird ruhig und klar. Ich stehe mit beiden Beinen fest auf dem Boden. Die Hände dienen als Anker, der die Aufmerksamkeit in der Körpermitte festhält und die Atmung vertieft. So bin ich ganz ruhig, wach und präsent im Hier und Jetzt da: ein Zustand wohltuender Klarheit.

Der leitenden linken Hand nachschauen (über den Horizont hinaus) **(Abb. 3a)**
Mein Handeln hat eine klare Ausrichtung. Ich schaue über meinen begrenzten Horizont, "über den Tellerrand" hinaus.

Ruhende rechte Hand vor dem Herzen (**Abb. 3a**)
Ich bleibe im alltäglichen Geschehen mit meiner Herzmitte verbunden: mitfühlendes, verantwortungsvolles Handeln („herzliches" Handeln).

Drehbewegung (**Abb. 3a**)
Das Drehen (Handeln) aus der Mitte geschieht achtsam. Es fühlt sich leicht und fließend an. Ich bin mit mir selbst im Fluss. Wenn mehr Balance gefragt ist (Ausdrehen auf der Ferse, Weiterdrehen in alle Himmelsrichtungen), passe ich mich an die Herausforderungen und Holprigkeiten des Lebens an, kräftig und geschmeidig wie Bambus im Wind. Ich bleibe fest verbunden mit meiner inneren Mitte und drehe nur so weit wie es mir heute, hier und jetzt, möglich ist. So kann mein Handeln zu einem intuitiven, achtsamen und mühelosen Bemühen werden. Ich fließe mit dem Leben mit (Wu Wei).
Hinweis: Das gesunkene Kreuzbein beim Drehen ist sehr wichtig, denn dadurch kann sich die Wirbelsäule gerade aufrichten und ist in der Lage, die Energie zu halten und sie in die nächste Figur hinüberzuleiten, wodurch der Bewegungsablauf leicht und geschmeidig wird.

Kreisen der Arme **(Abb. 4a)**
Mein Handeln wirkt in mein Umfeld hinein wie ein Stein, der ins Wasser fällt und weite Kreise zieht.

Sanftes Umkreisen **(Abb. 4a)**
Das, was ich achtsam und liebevoll berühre, kann sich verändern: „die Welt verwandeln". [20] Ich berühre die Welt in liebevollen Gesten, Worten, Gedanken und Gebeten.

Diese sanfte Gebärde hat die Qualität von Wasser. Im Daodejing heißt es:

> *„Nichts auf der Welt ist so weich und nachgiebig wie Wasser. Doch zum Auflösen des Harten und Unbeweglichen ist nichts besser geeignet. Das Weiche überwindet das Harte, das Sanfte überwindet das Starre."*
>
> (Vers 78)

Welch ungeheures Potential in der Gewaltlosigkeit und Stille liegen kann, zeigte die Friedensbewegung der 80er Jahre. Hierbei denke ich an die regelmäßig stattfindenden Friedensgebete (Nikolaikirche Leipzig), stillen Friedensmärsche und Lichterketten, die über viele Jahre praktiziert, stets weitere Kreise zogen und schließlich im Jahre 1989, völlig unerwartet, zum Fall der Mauer zwischen Ost- und West-Deutschland führten. Der damalige Polizeileiter sagte später: *„Wir waren auf alles vorbereitet, nur nicht auf Kerzen und Gebete."* [21]
Der Übungsweg der bewegten und stillen Meditation/Kontemplation hilft, eigene „innere Mauern" zu erweichen, sich verhärteter Gefühle, starrer Lebensmuster und Konditionierungen bewusst zu werden, sie loszulassen und sich mehr und mehr zum ganzen Menschen zu wandeln (siehe Kap. 3.3 und 6.3)

Drei Dantians **(Abb. 4a)**
Von der Herzmitte ausgehend kreisen die Hände zum oberen und unteren Dantian: der Mensch als Körper-Seele-Geist-Einheit. Das Herz integriert symbolisch Denken und Fühlen. Klemens Speer nennt das auch: „Kopf-Bauch-Synchronisation".

Schale (**Abb. 4b**)
Die zum Himmel geöffneten Hände in der Schalenhaltung zeigen das Sich-Öffnen für das Dao, das Göttliche, für den Geist Gottes, der im Menschen und durch den Menschen wirken will. So betete Franz von Assisi im 13. Jahrhundert: *„Herr, mache mich zu einem Werkzeug deines Friedens."*

Schauen zu den steigenden Händen (**Abb. 5a)**
Aufbruch. Ich erhebe meinen Blick, mein Bewusstsein (Shen). Ich lasse mich innerlich weiten (Heben der Arme), kann wieder frei durchatmen und bin bereit, eine neue Perspektive einzunehmen: Perspektivwechsel! (siehe Kap. 2.6 und Kap. 5.4)
Ausrichtung der Handteller zum Scheitelpunkt (**Abb. 5a)**
Ich schaue auf ganz neue Weise auf meinen Alltag: etwas Größeres (Gnade) strahlt in meine Welt hinein, verleiht mir Würde und lässt mich über mich selbst hinauszuwachsen (eigene Grenzen überschreiten) und schöpferisch werden für die Welt.
Gandhi fasste diesen innerlichen Transformationsprozess kurz zusammen:

> *„Sei du selbst die Veränderung, die du dir wünschst für diese Welt."* [22]

Im Jahre 1945 schrieb er [23]

> *„Ich bin überzeugt: wenn ein Mensch vollkommenen, lebendigen Glauben an die unsichtbare Macht erlangt und von Leidenschaften ledig wird, dann geht in seinem Körper eine innere Verwandlung vor. Bloß mit Wünschen gelingt das nicht. Es braucht anhaltende Wachsamkeit und Übung, und selbst all diese menschliche Anstrengung bleibt nichtig, wenn nicht die Gnade Gottes herabkommt."*

Schiebende Hände und Ausrichtung der Hände zum Herzzentrum **(Abb. 6a)**
Das „Wegschieben der Wolken" oder „Schauen hinter die Wolken" (Durchblick!) verschafft der Seele Raum, erheitert die Seele. Ich las-

se die Leichtigkeit und das Strahlen des blauen Himmels wieder in mir zu. Mein Blick (Augen sind die Fenster der Seele) wird klar, die Seele erfrischt. Heitere Gelassenheit stellt sich ein so wie die Mystiker aller Zeiten berichten (siehe Kap. 2.4 und 2.6).

Lockere Fäuste zum Bauchzentrum ziehen (**Abb. 6b**)
Die Heiterkeit sanft umschließen (hüten wie einen Schmetterling in der Hand) und mit zum Bauchzentrum (unteres Dantian) nehmen. Von da aus den Herzgeist Xin „nähren" und die Voraussetzung schaffen für ein heiteres, mitfühlendes Handeln in der Welt.

Weites Öffnen der Arme vor dem Herzen (**Abb. 7a)**
Die Welt umarmen. Die eigene innere Freude und heitere Gelassenheit zieht Kreise. Sie strahlt von innen (aus der Herzmitte) nach außen weit in die Welt hinein. Sie wird zum Geschenk an die Welt, an das Leben: eine segnende Gebärde.

> „Jeder Mensch sollte die Welt mit seinem Leben ein ganz klein wenig besser machen…"
>
> (Frances Hodgson Burnett, Der kleine Lord, 1886)

Leeren der Hände (Handkanten drehen zum Boden) **(ohne Abb.)**
Ein weiser Spruch sagt: „Wer loslässt, hat beide Hände frei."

Geöffnete Körperhaltung **(Abb. 7a und 7b)**

Eine *leere* Klangschale kann ihren einzigartigen, lange klingenden Ton entfalten. Willigis Jäger und Klemens Speer nennen diese Leere auch Leere des Selbst, Selbstvergessenheit, reines Bewusstsein oder auch die transrationale Bewusstseinsebene wie wir sie in der Mystik und im Zen erfahren können [24].

> *„Diese Leerheit ist nicht leer, sie ist der nicht mehr intellektuell begreifbare, aber erfahrbare Urgrund allen Seins. Es ist die Erfahrung der Fülle im Nichts."* [25]

Klemens Speer weist darauf hin, dass Begriffe wie Leere, Stille, Fülle, Gottheit, Dao, das Absolute dasselbe meinen. Indem wir uns „in der großen Stille verankern", können wir tiefen inneren Frieden erfahren. [26]

Geistiges Verwurzeln der Fingerspitzen in der Erde (**Abb. 7b**)
Im Loslassen (leere Hände) bleibe ich fest verbunden mit dem Seinsgrund (dem „Ich Bin" [6] in mir) und somit mit meinem innersten Wesen: Hier bin ich!

Das bedeutet keine Flucht aus der Welt, kein sich Stehlen aus der Verantwortung, sondern ich lasse Ruhe in mir entstehen, um Kraft und neue Klarheit für meinen lebendigen und kreativen Alltag zu finden.

In einer moderneren Fassung versprachlicht Theo Fischer wie folgt sein Verständnis von Wu Wei:

> *„Es gibt ein Lernen, das uns verstehen lässt, was wir sind.*
> *Aus diesem Verständnis entsteht eine völlig neue Art des Handelns: Wu Wei.*
> *Das heißt handeln durch Nicht-Eingreifen, durch Geschehenlassen. Es ist die Fähigkeit, das Steuer des Lebens jener Macht zu überlassen, die eine Dimension von uns selbst ist und die Laotse einst das Tao genannt hat."*
> *(Theo Fischer)* [27]

[6] „Ich bin der ich bin", antwortet Gott dem Mose beim brennenden Dornbusch (2. Mose 3,14)

4.6 - Übungsreihe: Zwischen Himmel und Erde

christlich - daoistisch - universell

So wie sich der Adept in der Übung ganz auf die Bewegung konzentriert und achtsam in seinen Körper hineinspürt, so erforscht der Betende eigene Gedanken und Gefühle und verbindet sich mit jedem Wort seines Gebetes.

Der Übungsreihe (Körpergebet) „Zwischen Himmel und Erde" liegt das traditionelle christliche Gebet, das Vaterunser, zugrunde. Dieses Gebet wird am Ende der Bergpredigt (eine bewegte politische Rede Jesu) zum ersten Mal durch Jesus selbst ausgesprochen, um seine Jünger eine neue Form des Betens zu lehren. Jesus zeigt, wie neben dem Rezitieren bestehender jüdischer Texte, Gebet zu einer inneren lebendigen Beziehung zum „Vater im Himmel" werden kann. Er selbst zieht sich regelmäßig an einen Ort der Stille zurück. Im Gebet erkennt er sein tiefstes Wesen, weiß er sich eins mit Gott.

In christlichen Gottesdiensten hat das Vaterunser (weltweit) einen festen Platz in der Liturgie. Für viele sind die Worte des Gebets jedoch zu leeren Worthüllen verarmt und werden nur noch gewohnheitsmäßig und ohne innere Anteilnahme mitgesprochen.

Durch die hier vorgestellten begleitenden Körpergebärden kann eine tieferliegende Bewusstseinsebene angesprochen werden, wodurch sich ein neuer Zugang zum Vaterunser erschließen kann, der die tiefere Bedeutung der Gebetsworte wieder aufleuchten lässt. Dieser Weg ist dem Christentum nicht unbekannt. Im frühen christlichen Mönchtum ist das Körpergebet noch eine selbstverständliche Gebetsform, die im Zuge der Rationalisierung (Reformation und Aufklärung) weitgehend verloren gegangen ist (siehe hierzu Kap. 2.7). Im alten China dagegen hat die ganzheitliche Sicht des Menschen und die Einbeziehung und Wertschätzung des Körpers zu stets komplexer und differenzierter werdenden Bewegungskünsten und Übungsystemen geführt. Auch in der religiösen Praxis wird Körperlichkeit nicht als etwas Negatives oder den Geist Störendes betrachtet, im Gegenteil: die spirituelle oder religiöse Erfahrung ist im Körper verankert. Körper und Geist verbinden sich zu einer Einheit. „Das körperliche Dasein bildet sogar eine unabdingbare Basis für den religiösen oder spirituellen Weg.“ [28]

Die Bewegungen zur Übungsreihe “Zwischen Himmel und Erde” sind teils bestehende Figuren aus dem Taijiquan und Qigong, teils sind die Körpergebärden passend zum gesprochenen Text entwickelt unter Beachtung der Haltungs- und Bewegungsprinzipien aus dem Taijquan. Mit geeigneten Überleitungen wurden sie zu der durchlaufenden Bewegungssequenz „Zwischen Himmel und Erde“ verbunden. Angelehnt an die Worte des Vaterunsers hat Melitta auch einen daoistischen Text geschrieben und Klemens hat dazu einen allgemein spirituellen Text verfasst. Alle drei Textvariationen (christlich, daoistisch, spirituell) können zu dieser Bewegungssequenz gesprochen werden.

Drei Texte zur Übungsreihe im Vergleich

Die oben genannten Textvarianten zur Bewegungssequenz „Zwischen Himmel und Erde“ sind hier in einer Tabelle gegenübergestellt. Alle drei Texte können begleitend zu den Bewegungen gesprochen werden.

	Daoistisch	Christlich	Universell
1.	Ich öffne mich zum Himmel und verbinde mich mit der Erde, die mich trägt.	*Vater unser der du im Himmel bist,*	Himmlische Allverbundenheit
2.	Ich schaue hinauf zum Himmel und lausche mit dem Herzen,	*geheiligt werde dein Name.*	... geheimnisvoll ist die letzte Wirklichkeit.
3.	... ermesse die Weite des Horizonts und kehre achtsam in meine Mitte zurück,	*Dein Reich komme. Dein Wille geschehe,*	Das Leben entfaltet sich in der Gegenwärtigkeit
4.	... um den Himmel und die Erde zu berühren.	*wie im Himmel, so auf Erden.*	... im ganzen Kosmos und auf Erden.
5.	In Einfachheit empfange ich. *(Das Dao nährt mich.)*	*Gib uns heute unser tägliches Brot.*	Wir Menschen fördern *(geistig und weltlich)* das uns anvertraute Leben.
6.	Ich verneige mich vor dem Leben und richte mich auf.	*Und vergib uns unsere Schuld,*	Und lernen gemeinsam aus unseren Unzulänglichkeiten
7.	Heiter und gelassen gebe ich Empfangenes weiter.	*wie auch wir vergeben unsern Schuldigern.*	... und verzeihen einander unsere Schwächen.
8.	Im Fluss des Lebens halte ich mich von Unrecht fern.	*Und führe uns nicht in Versuchung,*	Ich erkenne meine *(geistigen und weltlichen)* Schattenseiten
	Meine Fesseln lasse ich los.	*sondern erlöse uns von dem Bösen.*	... und löse mich von dunklen Eigenschaften.
9.	Ich öffne mich für die Größe und Schönheit des Kosmos.	*Denn dein ist das Reich*	Ich übe mich in Mitgefühl,
10.	Ich bin geborgen	*und die Kraft und die Herrlichkeit*	Allverbundenheit und Weisheit
11.	... in der unendlichen Fülle des Seins	*in Ewigkeit.*	in der Gegenwärtigkeit des Hier und Jetzt.
12.	... und werde eins mit allem Sein *(eins mit dem Dao).*	*Amen.*	Amen, so sei Es.

Abb. 22: Das Vaterunser mit zwei Textvarianten

Erklärung zum spirituellen Text *(von Klemens)*
In der Sufi-Tradition des Mystikers Hazrat Inayat Kahn, wird ein „universeller Gottesdienst" gefeiert. In der Zeremonie symbolisieren unterschiedliche Personen die Weltreligionen und tragen alte Texte aus den Weltreligionen zur Verehrung Gottes und der letzten Wirklichkeit vor. Die Teilnahme an diesem Gottesdienst in einem großen Festzelt in den Schweizer Bergen vor vielen Jahren, hat mich innerlich tief berührt. Diese innere Ergriffenheit hat für mich wohl den Anstoß gegeben, den Versuch zu unternehmen, ein „allgemeines spirituelles Vaterunser" zu formulieren. In Anlehnung an den Begriff „universeller Gottesdienst" könnte der von mir formulierte interspirituelle Text auch „universelles Vaterunser" genannt werden. In diesem Sinne handelt es sich also um einen allgemeinen spirituellen, geistigen Text, den möglicherweise sogar Atheisten und Agnostiker mitsprechen können.

In den Zeilen 5 und 8 ist in Klammen kursiv *(geistig und weltlich)* eingefügt. Damit soll ausgedrückt werden, dass es einerseits darum geht, eine innere subjektive Welt und eine äußere objektive Welt im Sprechen des Textes mit einzubeziehen, die anderseits auch als Polarität im Sinne einer daoistischen Weltsicht, von geistig versus körperlich, verstanden werden kann.

Kreisdarstellung

Die Übungsreihe ist auch in einer Kreisform dargestellt, reduziert auf 12 Bilder mit kurzen, prägnanten Titeln (siehe Abb. 23). Dies ist als Erinnerungshilfe beim Lernen der Bewegungen gedacht. Die kurzen Titel finden sich ebenfalls in der Übungsanleitung und in der Beschreibung der Symbolik als Namen der 12 Figuren.

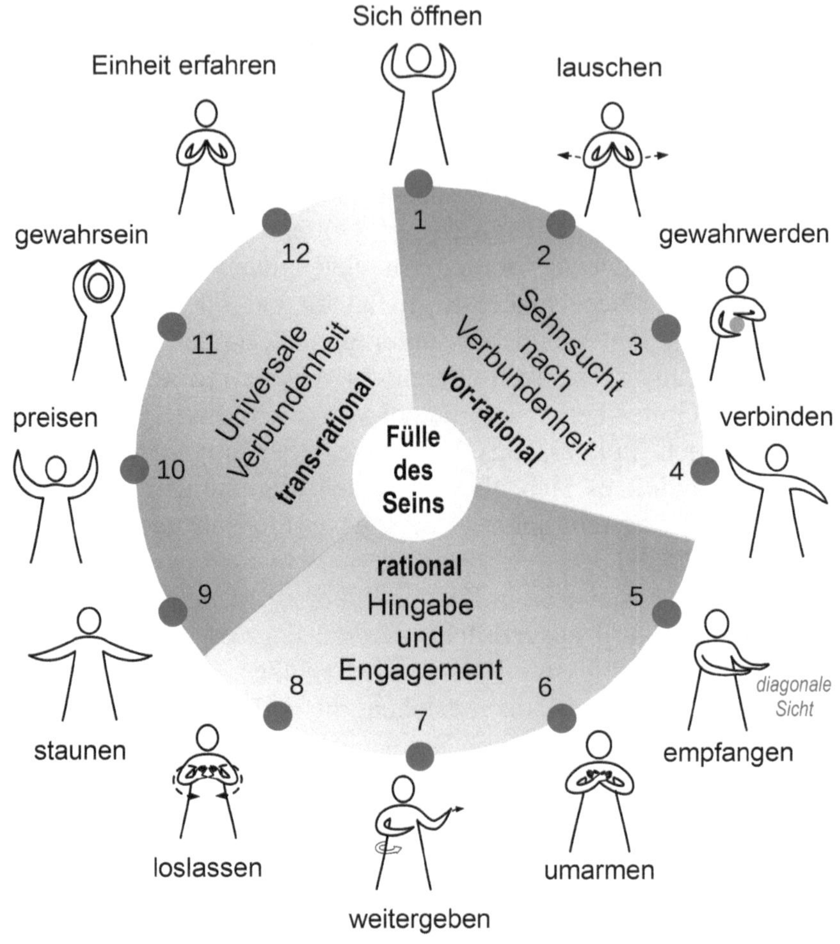

Abb. 23: Kreisdarstellung „Zwischen Himmel und Erde"

Das Vaterunser habe ich in zwölf Figuren und drei Einheiten gegliedert.

Die erste Einheit (Figur 1 – 4) drückt die Sehnsucht des Menschen nach Verbundenheit aus. Sie kann einer vor-rationalen Erfahrungsebene (Bewusstseinsebene) zugeordnet werden, denn sie spricht vor allem eine Erwartung aus: „Dein Reich komme …".

Die zweite Einheit (Figur 5 – 8) kann einer rationalen Erfahrungsebene zugeordnet werden: in den vier aufeinanderfolgenden Bitten geht es um das tägliche verantwortungsvolle Handeln des Menschen in der Welt. Dabei ist die Ratio gefragt: Sie beobachtet, analysiert, entscheidet und reflektiert.

Die dritte Einheit (Figur 9 – 12) weist abschließend auf eine trans-rationale Erfahrungsebene. In einer Art mystischen Schau oder „Blick in den blauen Himmel" und Verwunderung geht es um ein Gewahrsein von All-Einheit: „Dein ist das Reich … in Ewigkeit".

Die drei Ebenen[7] der Kreisdarstellung (vor-rational, rational, trans-rational) durchdringen einander, fließen ineinander über wie bei einem drehenden „Lebensrad". Alle Speichen richten sich zur Nabe des Rades aus. Übertragen heißt das für mich: die Herzmitte des Menschen verbindet sich mit dem Ganzen, der Fülle des Seins. Nicht das häufig übergroße Ich/Ego ist die Mitte, um die sich alles dreht, sondern ich ruhe in meiner eigenen stabilen Mitte und richte mich auf eine Mitte aus, die alles hält und trägt wie die Nabe eines Rades.

Auf allen drei Ebenen können sich spontan Einheitserfahrungen auftun … Erfahrungen von Fülle und Leere, All-Verbundenheit (siehe Kap. 4.5, Symbolik zu Abb. 7a und 7b).

[7]Ken Wilber unterscheidet drei Bewusstseinsbenen: vor-rational, rational, trans-rational. (siehe Kap. 6.4)

Ausgangspunkt für die Entwicklung der Übungsreihe “Zwischen Himmel und Erde” war das christliche Vaterunser. Da der Text mit Bewegungen aus dem Taiji-Qigong verbunden wurde, wírd bei den nachfolgenden 12 Figuren in der Überschrift anfangs sowohl der christliche als auch der daoistische Text als Merkhilfe wiedergegeben.

Übungsbeschreibung
Ausgangsstellung: Kreisaufstellung der Teilnehmer
Stehen im Parallelstand, Hüftbreite (siehe Einleitung Kap. 4.3).

Die gekreuzten Handteller sind auf dem Bauchzentrum (unteres Dantian) abgelegt, die Knie sind leicht gebeugt (**Abb. 1a**). Der Übende konzentriert sich für einige Augenblicke auf die eigene Körpermitte. (Akupunktur: Ma25 „Himmelssäule“, [29]) Der Blick geht zur Kreismitte.

Figur 1: Sich öffnen

Vater unser, der du im Himmel bist

Ich öffne mich zum Himmel und verbinde mich mit der Erde, die mich trägt

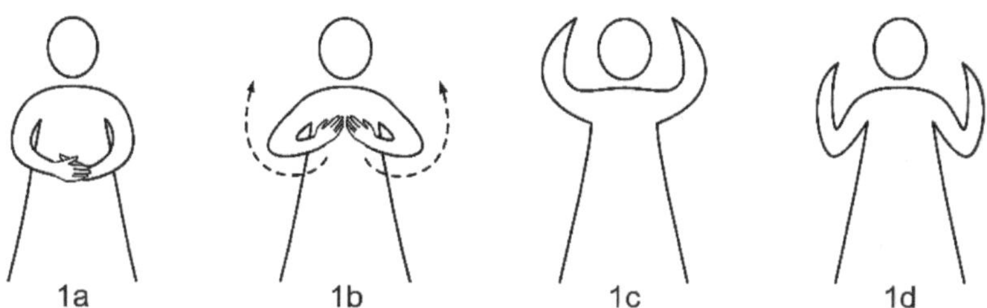

Mit dem inneren Aufrichten und *Einatmen* steigen die aufeinander liegenden Hände vor das Brustzentrum (mittleres Dantian). Die Handteller lösen sich dabei voneinander und öffnen sich vor dem Herzen bis sie schräg zum Himmel gerichtet sind. Die Daumen zeigen zum linken und rechten Kreisnachbarn (**Abb. 1b**).

Mit einem Loslassen in den Ellenbogen und *Ausatmen* sinken die Hände leicht, um gleich wieder zu steigen (**Abb. 1c**): im Bogen über außen bis auf Höhe des Kopfzentrums (oberes Dantian). Hierbei *einatmen.* Zum Ende der steigenden Bewegung richten sich die Ellenbogen leicht nach außen, wodurch die Handteller etwas zueinander drehen (geöffnete Achselhöhlen).

Mit dem *Ausatmen* die Ellenbogen entspannt sinken lassen (**Abb. 1d**), das Kreuzbein in die Senkrechte richten („Sitzhaltung" einnehmen), in die Füße einsinken und überflüssige Spannung im ganzen Körper loslassen.

Figur 2: Lauschen

Geheiligt werde dein Name

Ich schaue hinauf zum Himmel und lausche mit dem Herzen

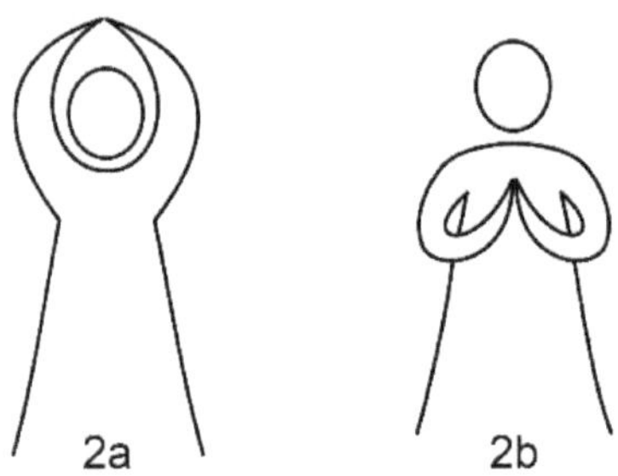

Mit dem erneuten Aufrichten (**Abb.2a**) und *Einatmen* treiben die Hände im Bogen über außen bis über den Scheitelpunkt. Dies geschieht leicht und wie von selbst: ähnlich einem Ball, der unter Wasser gedrückt wird und gleich wieder nach oben schnellt. Zum Ende der steigenden Bewegung erst die Fingerspitzen, dann die Handinnenflächen gegeneinander legen und mit dem *Ausatmen* zum Herzzentrum sinken lassen (**Abb. 2b,** Gebetshaltung „Namasté").

Übergang (ohne Bild): *Ausatmend* weitere Entspannung in den Händen und Handgelenken zulassen, wodurch die Fingerspitzen nach vorne drehen und die Handinnenflächen sich langsam zum Himmel öffnen „sanft wie eine sich öffnende Blüte".

Figur 3: Gewahrwerden

Dein Reich komme, dein Wille geschehe

... ermesse die Weite des Horizonts und kehre achtsam in meine Mitte zurück

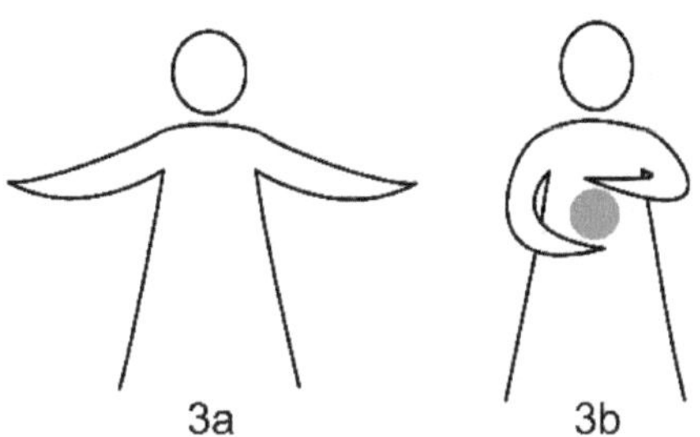

Ohne Unterbrechung treiben die Hände auf Herzhöhe weit auseinander. Den nach oben geöffneten Handtellern aus den Augenwinkeln nachschauen. Dabei *einatmen*, im Brustraum weit, weich und durchlässig werden (**Abb. 3a**).

Zum Ende der öffnenden Bewegung die Spannung in den Ellenbogen lösen, Handgelenke und Kreuzbein entspannen, wodurch die Hände zueinander drehen: Die Hände machen eine zierlich kreisende Bewegung und werden zueinander geführt, bis sich die *linke* Handinnenfläche über der rechten befindet, vor dem Herzen (**Abb. 3b**) . Hierbei *ausatmen.*

In der Vorstellung umschließen die Handteller einen kleinen Energieball: energetische Fülle wahrnehmen (siehe Kap. 4.3 Ball-Halten).

Figur 4: Verbinden

Wie im Himmel, so auf Erden

... um den Himmel und die Erde zu berühren

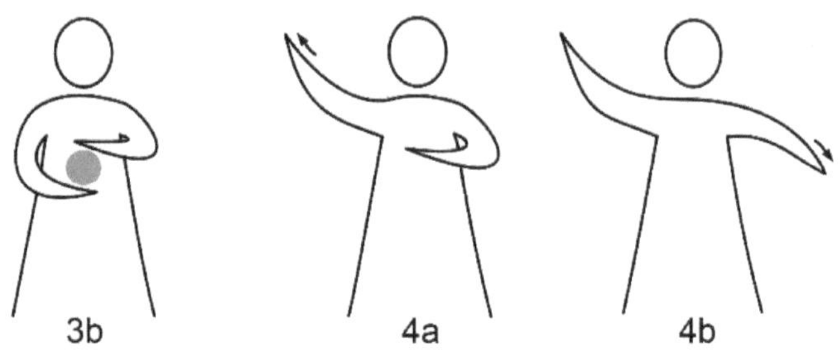

Die Aufmerksamkeit in die untere, rechte Hand lenken (**Abb. 3b**). Mit dem Aufrichten und Schauen nach rechts oben treibt die rechte Hand (Yang-Hand) leicht wie eine Feder im Bogen nach rechts oben als wolle sie den Himmel berühren. Hierbei *einatmen.* Die linke Hand bleibt vor dem mittleren Dantian (**Abb. 4a**).

Jetzt die Aufmerksamkeit in die linke zur Erde geöffneten Yin-Hand lenken. Mit dem Richten des Blicks nach links unten (und einem Loslassen im linken Leistenbereich) sinkt die linke Hand im leichten Bogen nach links unten als wolle sie die Erde berühren. Dabei *ausatmen.* Beide Hände befinden sich jetzt auf einer vorgestellten Diagonale (**Abb. 4b).**

Figur 5: Empfangen

Gib uns heute unser tägliches Brot

In Einfachheit empfange ich - Das Dao nährt mich

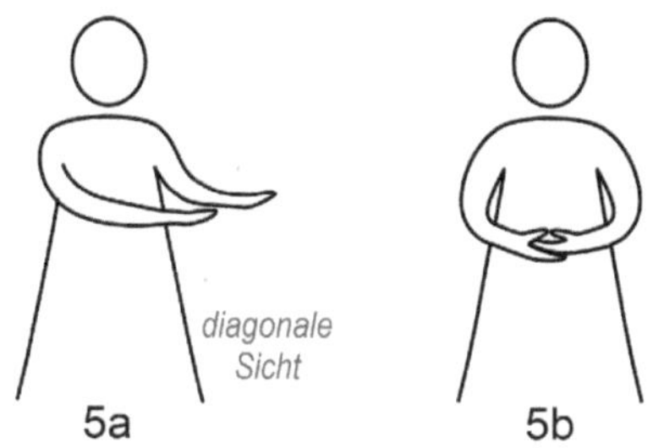

Mit dem Aufrichten und Schauen nach vorne (Geradedrehen des Rumpfes) dreht die untere, linke Handinnenfläche zum Himmel und schwingt weit nach vorne auf Höhe des Brustzentrums. Dabei *einatmen*. Gleichzeitig sinkt die obere rechte Hand neben die linke Hand: zwei weit nach vorne ausgestreckte, zum Himmel geöffnete, empfangende Hände. Die Arme nicht durchstrecken (**Abb. 5a**).

Die Spannung in den Ellenbogen lösen und beide Hände in Richtung Bauchzentrum sinken lassen. Hierbei *ausatmen* und in den Knien leicht einsinken. Mit dem bewussten Senken des Kreuzbeines nehmen die Hände eine Schalenhaltung ein: Die linke Hand liegt in der rechten Hand vor dem unteren Dantian (**Abb. 5b**). Hände und Becken sind wie eine Schale zum Himmel geöffnet. Der Rücken wird gerade gehalten. Der Blick ist etwas gesenkt zu den ineinander gelegten Händen.

Figur 6: Umarmen

Und vergib uns unsere Schuld

Ich verneige mich vor dem Leben und richte mich auf

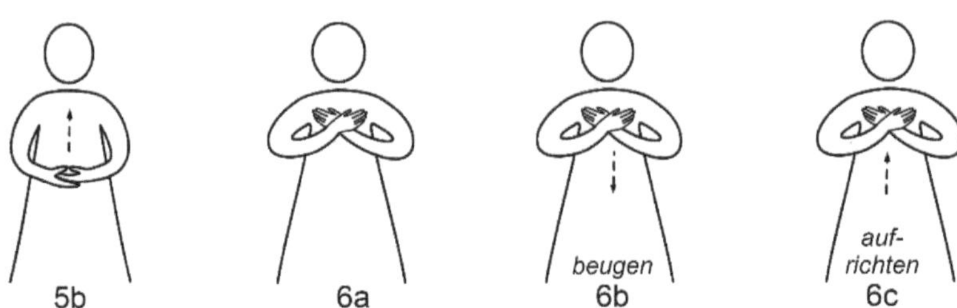

(**Abb. 5b**) Den Blick wieder zum Horizont richten und sich *einatmend* innerlich aufrichten. Hierbei schieben die Handgelenke übereinander und treiben vor das Brustzentrum. Die linke Hand ist innen. Die Ellenbogen richten sich leicht nach außen. Die gerundeten Arme halten in der Überkreuzung Abstand zum Rumpf: den eigenen Herzraum schützen (**Abb.6a**). Die Handinnenflächen zeigen zum Rumpf.

Die Spannung lösen und vornüberbeugen bis sich der Oberkörper im rechten Winkel zu den Beinen befindet (**Abb. 6b**). Dabei ruhig und gleichmäßig *ausatmen.* Der ganze Rücken darf sich runden und entspannen. Falls eine Einschränkung in der Beweglichkeit der Wirbelsäule vorliegt, sollte die Verbeugung kleiner ausgeführt und tiefer *„gedacht"* werden. Die Handgelenke bleiben in dieser Gebärde gekreuzt und entspannt. In den Schultern bewusst nachgeben.

Mit dem erneuten *Einatmen* geschieht die Aufrichtung leicht und wie von selbst (Prinzip Sprungfeder). Hierbei Zeit für das Ankommen in der neuen Haltung nehmen (**Abb. 6c**): *Ausatmend* das Kreuzbein entspannen und im Becken-Bauchraum nachgeben. So kann sich die Wirbelsäule gerade aufrichten, und die Energie kann im unteren Dantian komprimiert und in die nächste Figur weitergeleitet werden: kleine Drehung nach rechts zulassen.

Figur 7: Weitergeben

Wie auch wir vergeben unsern Schuldigern

Heiter und gelassen gebe ich Empfangenes weiter

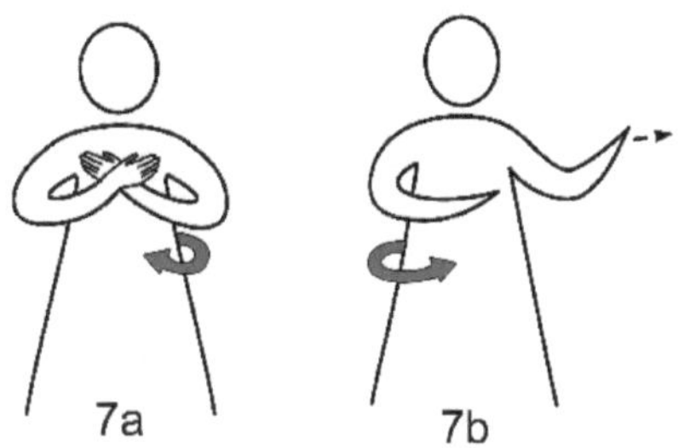

Kleine Drehung nach rechts: Leicht und geschmeidig wird aus der Körpermitte erst nach rechts gedreht. Die Handgelenke bleiben hierbei gekreuzt und locker und sinken etwas während des Eindrehens (in die rechte Seite). Dabei *ausatmen* (**Abb.7a**).

Drehung nach links: Nach dem Sinken folgt das Steigen mit einer Drehung des Rumpfes nach links (**Abb. 7b**). Hierbei *einatmen*. Die innere, linke Hand löst sich jetzt aus der Überkreuzung und dreht ebenfalls um ihre eigene Achse (aus dem linken Ellenbogengelenk). Der Blick folgt der linken Hand wie sie sich leicht steigend im Bogen zur linken Körperseite bewegt. Die linke Handinnenfläche dreht dabei nach außen zum linken Kreisnachbarn (*austeilende Gebärde*): Hierbei *ausatmen,* den linken Ellenbogen etwas sinken lassen und in der linken Leiste entspannen.

Die rechte Handinnenfläche befindet sich auf Herzhöhe, ist zum Himmel geöffnet und weist zum linken Ellenbogen (*empfangende Gebärde*).

Hinweis: Die Füße werden nicht ausgedreht. Die Schultern werden nicht angehoben beim Drehen.

Figur 8: Loslassen (1)

Und führe uns nicht in Versuchung

Im Fluss des Lebens halte ich mich von Unrecht fern

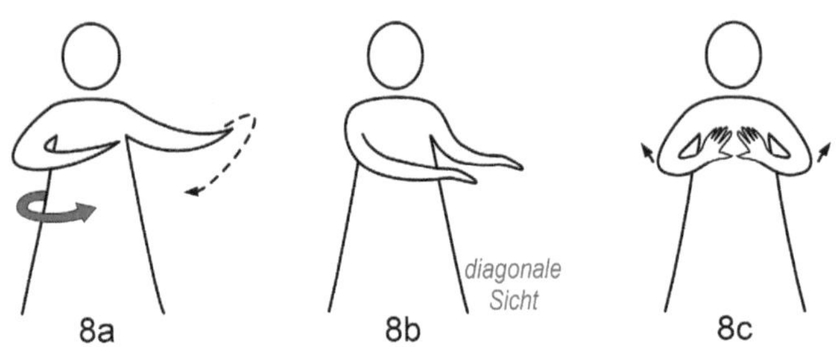

Mit einem weiteren Eindrehen in die linke Seite streckt sich der linke Arm etwas nach hinten unten und macht eine ausholende Bewegung (vgl. Tennisspiel). Hierbei wird *eingeatmet.* Der Blick folgt dem linken Arm. Die linke Hand kreist dabei aus dem lockeren Handgelenk bis die Handinnenfläche nach vorne zeigt (**Abb. 8a**).

Mit dem Geradedrehen des Rumpfes und Schauen nach vorne schwingen beide Arme leicht und wie vom Wind bewegt weit nach vorne, die Handteller drehen dabei zum Boden. Hierbei wird *ausgeatmet* (**Abb.8b**).

Durch ein deutliches Loslassen in den Ellenbogen und dem Entspannen des Kreuzbeines („Sitzhaltung“ einnehmen) werden die Handrücken zum Rumpf gezogen. Dabei *einatmen* und in die Füße einsinken (**Abb. 8b**).

Anschließend wieder gegen die Fußsohlen aufrichten und die Arme in Stoßhaltung („stehende Hände“, „Tigermaul“, siehe Kap. 4.1) ein wenig nach vorne oben führen (**Abb. 8c**). Dabei *ausatmen.* Die Stoßbewegung entsteht in den Füßen und im unteren Dantian (siehe. Kap. 4.4 Harmonie, Element Feuer).

Figur 8: Loslassen (2)

Sondern erlöse uns von dem Bösen

Meine Fesseln lasse ich los (... werden gelöst)

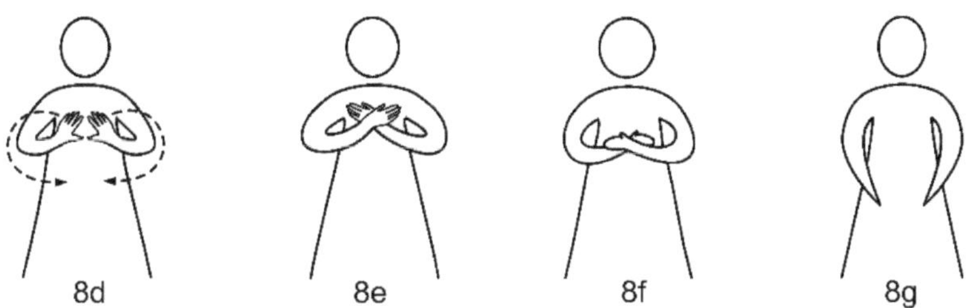

Zum Ende der Stoßbewegung die Spannung lösen (*einatmen*), die Ellenbogen etwas nach außen richten und die Hände zu beiden Rumpfseiten kreisen lassen (**Abb. 8d**), bis sich die Handgelenke vor dem Bauchzentrum kreuzen (ohne Bild). Dabei *ausatmen.*

Mit dem erneuten *Einatmen* steigen die Hände in der gekreuzten Haltung bis vor den Solar Plexus (Sonnengeflecht). Hier drehen die Handinnenflächen zur Herzmitte (**Abb. 8e**) und drehen dann geschmeidig fließend umeinander (**Abb. 8f**), um wieder zu sinken (siehe Kap. 4.4 Harmonie, Element Erde). Mit dem *Ausatmen* streift die obere Hand *wie von selbst* über den unteren Handrücken und die Hände lösen sich wieder voneinander, bis sie entspannt vor den Leisten hängen (**Abb. 8g**).

Figur 9: Staunen

Denn dein ist das Reich

Ich öffne mich für die Größe und Schönheit des Kosmos

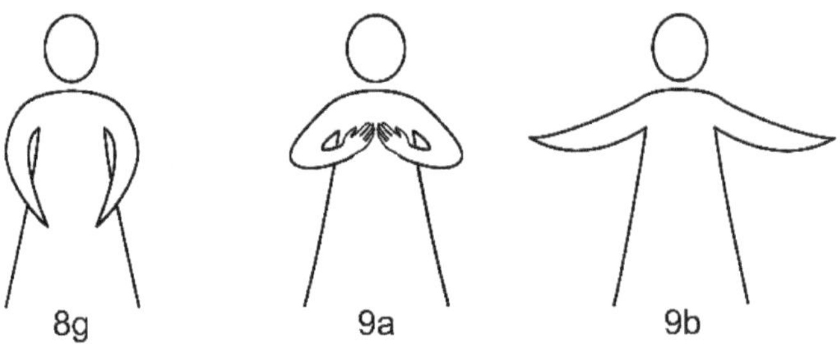

Die entspannt hängenden Hände (**Abb. 8g**) steigen zum Herzen und drehen wie in Figur 1, Abb. 1b zum Himmel (**Abb. 9a**). Hierbei *einatmen* und die Hände weitertreiben lassen zur linken und rechten Rumpfseite auf Herzhöhe, bis der Brustraum weit geöffnet ist (**Abb. 9b**).

In der weiten Haltung der Arme sanft nachgeben und *ausatmen.*

Figur 10: Preisen

Und die Kraft und die Herrlichkeit

Ich bin geborgen

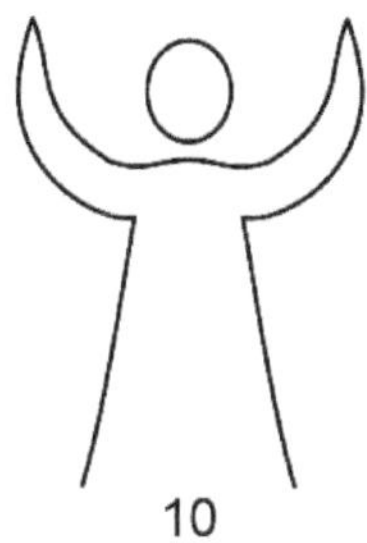

Mit dem Aufrichten und *Einatmen* steigen die Hände an beiden Rumpfseiten bis über den Scheitelpunkt, die Arme geöffnet wie ein Kelch (**Abb. 10**).

In der Gebärde des Kelches wieder sanft nachgeben. Dabei *ausatmen.*

Figur 11: Gewahrsein

In Ewigkeit

... in der unendlichen Fülle des Seins

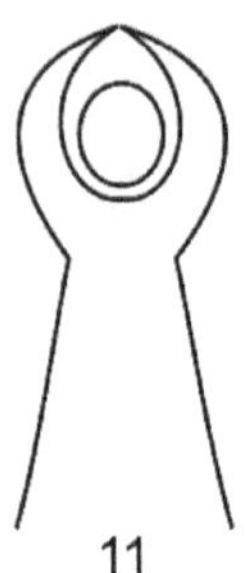

Einatmend die Hände zueinander führen bis sich die Fingerspitzen berühren (**Abb. 11**).

Figur 12: Einheit erfahren

Amen.

und werde eins mit allem Sein, eins mit dem Dao.

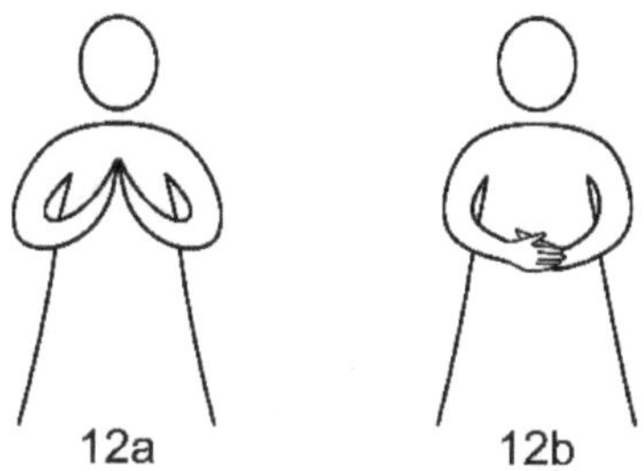

Mit dem Lösen der Spannung werden die Handinnenflächen gegeneinander gelegt und sinken langsam vor die Herzmitte (**Abb. 12a**): siehe Gebärde „Namasté", Abb. 2b. In dieser aufmerksamen Haltung einige Augenblicke verweilen, ruhig ein- und ausatmen. Dabei auch die energetische Verbindung von Händen und Brustraum spüren (die Energiepunkte Laogong und mittleres Dantian verbinden, siehe Kap. 4.1).

Danach die Spannung in Händen und Handgelenken lösen. Die Fingerspitzen drehen hierdurch langsam sinkend zum Boden. Zum Ende der Bewegung schieben die Handteller übereinander und ruhen wieder auf dem unteren Dantian (**Abb. 12b**).

Jetzt kann die Bewegungssequenz, beginnend mit Figur 1 (**Abb. 1b**), wiederholt werden oder abgeschlossen werden (siehe Kap. 4.3, Abschluss der Übung).

Gesprochener Text zur Bewegungssequenz

Wenn der Bewegungsablauf der 12 Figuren gelernt ist, kann der Übende den christlichen Text zu den Bewegungen meditativ halblaut oder innerlich mitsprechen. Statt des christlichen Textes kann auch der von mir – in Anlehnung an meinen Taijiquan- und Qigong-Hintergrund – entworfene daoistische Text zu den Gebärden gesprochen werden oder der spirituelle Text, den Klemens Speer passend zu den Bewegungen verfasst hat.

Beide Texte, der daoistische und der spirituelle, sind an die Worte des Vaterunsers angelehnt.

Beim Üben in einer Gruppe in Kreisaufstellung kann auch ein Gruppenmitglied einen der Texte begleitend sprechen.

Die gesprochenen Texte verstärken den Übungsfokus und die Ausdruckskraft der Gebärden. Eine dazu passende Musik (Panflöte und Klavier, siehe Kap. 1 Einleitung) kann ebenfalls die meditative Aufmerksamkeit und die Leichtigkeit der Bewegung intensivieren. Sie passt sich wunderbar an den ruhigen, sanften Bewegungsfluss der Sequenz an.

Variation (für Fortgeschrittene)

In dieser Bewegungssequenz kann ein besonderer Fokus auf das Gemeinschaftsgefühl der Übenden gerichtet werden. Dafür wird die Gruppe (Kreisaufstellung, gerade Anzahl Teilnehmer) in Paare eingeteilt (Partner A und Partner B). Während Partner A in **Abb. 7a** erst nach rechts und dann nach links (**Abb. 7b**) dreht, kann sein Partner B in umgekehrter Reihenfolge drehen: Partner B dreht also erst nach links und anschließend nach rechts. Bei dieser Variation schauen die Partner einander in der Gebärde des Austeilens an (**Abb. 7b**). Partner A richtet seinen linken Arm und Handfläche nach links aus und Partner B richtet seinen rechten Arm und Handfläche nach rechts aus. Die Handinnenflächen beider Partner zeigen dann in der Gebärde des Austeilens zueinander.

Während der kleinen Drehung (**Abb. 7a**) nach rechts bzw. nach links mit gekreuzten Handgelenken schauen die Kontrapartner einander an.

Drei Texte zur Übungsreihe "Zwischen Himmel und Erde" zum Mitsprechen

Traditionelles christliches Gebet (das Vaterunser)

1. Vater unser der du im Himmel bist,
2. geheiligt werde dein Name.
3. Dein Reich komme. Dein Wille geschehe,
4. wie im Himmel, so auf Erden.
5. Gib uns heute unser tägliches Brot.
6. Und vergib uns unsere Schuld,
7. wie auch wir vergeben unsern Schuldigern.
8. Und führe uns nicht in Versuchung,
   sondern erlöse uns von dem Bösen.
9. Denn dein ist das Reich
10. und die Kraft und die Herrlichkeit
11. in Ewigkeit.
12. Amen.

Daoistischer Text

von Melitta van der Vliet-Fuchs

1. Ich öffne mich zum Himmel und verbinde mich mit der Erde, die mich trägt.
2. Ich schaue hinauf zum Himmel und lausche mit dem Herzen
3. … ermesse die Weite des Horizonts und kehre achtsam in meine Mitte zurück
4. … um den Himmel und die Erde zu berühren.
5. In Einfachheit empfange ich. (*Das Dao nährt mich.*)
6. Ich verneige mich vor dem Leben und richte mich auf.
7. Heiter und gelassen gebe ich Empfangenes weiter.
8. Im Fluss des Lebens halte ich mich von Unrecht fern.
   Meine Fesseln lasse ich los *(werden gelöst)*.
9. Ich öffne mich für die Größe und Schönheit des Kosmos.
10. Ich bin geborgen
11. … in der unendlichen Fülle des Seins
12. und werde eins mit allem Sein (*eins mit dem Dao*).

Universeller Text

von Klemens J.P. Speer

1. Himmlische Allverbundenheit
2. … geheimnisvoll ist die letzte Wirklichkeit.
3. Das Leben entfaltet sich in der Gegenwärtigkeit
4. … im ganzen Kosmos und auf Erden.
5. Wir Menschen fördern das uns anvertraute Leben.
6. Und lernen gemeinsam aus unseren Unzulänglichkeiten
7. … und verzeihen einander unsere Schwächen.
8. Ich erkenne meine Schattenseiten
   … und löse mich von dunklen Eigenschaften.
9. Ich übe mich in Mitgefühl,
10. Allverbundenheit und Weisheit
11. in der Gegenwärtigkeit des Hier und Jetzt.
12. Amen, so sei Es.

Symbolik zur Übungsreihe

Die Übungssequenz "Zwischen Himmel und Erde" ist durch das christliche Vaterunser inspiriert. In der nachfolgenden Beschreibung der Symbolik fließen für mich bedeutungsvolle biblische Bilder und Interpretationen aus der christlichen Sicht mit ein. Außerdem beziehe ich die daoistische und spirituelle Textvariante zum Vaterunser in meine Interpretation der Symbolik mit ein. Natürlich ist der Leser frei, eigene Vorstellungsbilder und Assoziationen zu den zwölf Figuren zu finden.

Figur 1: Sich öffnen

Vater unser, der du im Himmel bist

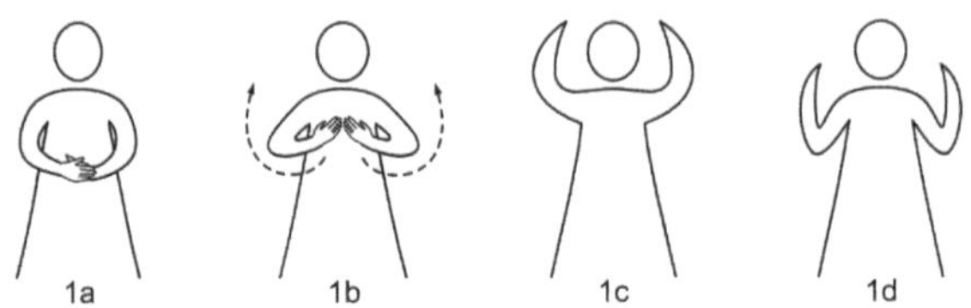

1b: Hände vor dem Herzzentrum zum Himmel geöffnet *(„Vater unser")*
Im schutzlosen Geöffnetsein Kraft spüren. Der „gute Vater" oder die „liebevolle Mutter" steht für die Qualität einer Beziehung, die mich im Herzen berührt, nährt, stärkt.
Der Mensch steht in einer dreifachen Beziehung:

- zu seiner Herzmitte
- zum „Vater im Himmel" (eine transzendente Wirklichkeit)
- zu seinen Mitmenschen (die Daumen zeigen zum linken und rechten Kreisnachbarn)

1a-1c: Steigende Hände vom unteren, zum mittleren, zum oberen Dantian *(„der du im Himmel ...")*
Sich ausrichten zur himmlischen All-Verbundenheit.
Der ganze Mensch kommt in Bewegung: öffnen und verbinden der drei Hauptenergiezentren (vgl. Stehende Säule, Kap. 4.3).

1d: Deutliches Sinken der Ellenbogen, im ganzen Körper loslassen *(„... bist")*
Verbinden mit dem tragenden Lebensgrund („Mutter Erde").
Hingabe, Getragenwerden spüren. Mit beiden Beinen fest auf dem Boden stehen.

Figur 2: Lauschen

Geheiligt werde dein Name

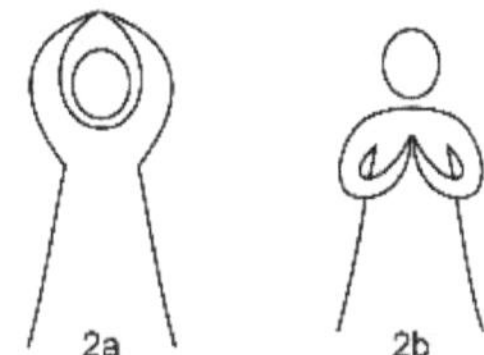

2a: Hände gegeneinander legen (Gebetshände „Namasté")
Das leichte Berühren der Handflächen (Laogong) führt zu innerer Sammlung. Widerstrebendes (Polaritäten Yin- und Yang-Hand) verbindet sich zu einer Einheit.

2b: Langsam sinkende Gebetshände vom Scheitelpunkt zum Herzen
Verweilen im Augenblick, ganz wach und präsent da sein, ohne zu bewerten: Lauschen nach innen, zu meinem inneren Raum der Stille (Herzmitte). Eine heilige, heilsame Gebärde der Ehrfurcht gegenüber der geheimnisvollen, letzten Wirklichkeit.
Übergang (ohne Bild): Hände langsam und aufmerksam vor dem Herzen öffnen

- sanft wie eine sich öffnende Blüte
- erwartungsvoll wie ein Samenkorn, das aufbricht
- neugierig, der eigenen Sehnsucht Raum gebend

Figur 3: Gewahrwerden

Dein Reich komme, dein Wille geschehe

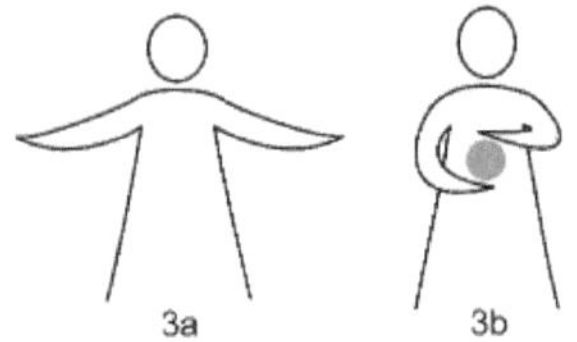

3a: Weites Öffnen der Arme vor dem Herzraum *(dein Königreich komme)*
Sehnsucht nach Weite und Entfaltung innen und außen. „Das Himmelreich ist unter und in euch“ (Lukas 17, 21). Ein kleines Samenkorn trägt alles Potential in sich, um sich zum großen Baum zu entfalten, in dem die Vögel nisten (Matth. 13, 32). Das in jedem Menschen eingefaltete Samenkorn des Vertrauens bricht auf, keimt und wächst bei Tag und Nacht.

3b: Ball-Halten vor dem Herzen *(dein Wille geschehe)*
Gewahrwerden einer tieferen Erfahrungsebene: Die Handflächen berühren sich nicht und doch den Kontakt zwischen den Händen wahrnehmen. Vertrauensband von Herz zu Herz[8] (Resonanz, fühlendes Erkennen).
Sehnsucht nach Verbundenheit (Ganzheit): Gott und Mensch suchen einander und lassen einander frei (siehe Kap. 2, Gemälde Michelangelo: die Finger berühren sich nicht). So verstehe ich die folgenden Worte Bonhoeffers (1942):

> *„Verantwortung setzt Freiheit voraus. [...] Das verantwortliche Handeln ist ein freies Wagnis, das auf ein letztgültiges Wissen um Gut und Böse verzichten muss. Gerade der in der Freiheit eigenster Verantwortung Handelnde sieht sein Handeln einmünden in Gottes Führung.“* [30]

[8] „Handle, als ob alles von dir abhängt, vertraue, als ob alles von Gott abhängt.“ Ignatius von Loyola (1491-1556), Mitbegründer des Jesuitenordens.

Auch beim daoistischen Handlungsprinzip Wuwei geht es nicht um eine Entscheidung zwischen Gut und Böse. Vielmehr soll das eigene Handeln spontan und natürlich im Einklang mit dem Dao entstehen, so dass das Notwendige getan wird. Ein Zustand der inneren Stille lässt zur richtigen Zeit die richtige Handlung hervortreten ohne Anstrengung des Willens.

3a, 3b: Öffnende und wieder schließende Armbewegung
Sich nicht in der Weite verlieren, sondern innehalten und achtsam zur Mitte zurückkehren. Sich anbinden an eine Ganzheit und Mitte: innen wie außen.
Pulsierendes Leben: Gewahrwerden des Lebens, das sich in der Gegenwärtigkeit entfaltet.

Figur 4: Verbinden

Wie im Himmel, so auf Erden

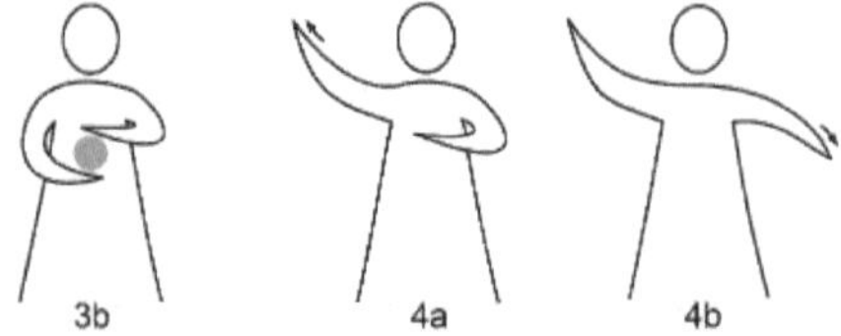

4a: Die Arme richten sich zum Himmel und zur Erde aus, um diese zu berühren und berührt zu werden: Ursehnsucht des Menschen, der in seiner Aufrichtung Himmel (Transzendentes) und Erde (Weltliches) verbindet.

4b: Der Mensch in Balance
Empfangende und zugleich gebende Gebärde: Himmlische Yang-Energie und irdische Yin-Energie vereinen sich in der Mitte zwischen Himmel und Erde, im Herzen des Menschen. Das Herz ist Symbol für die spirituelle Mitte des Menschen, für die Verbindung zum Kosmos und zur Erde. In allen großen Religionen steht das Herz für das Wesen des Menschen, den Sitz der Seele, die durch Himmel und Erde genährt wird: „Atem der Seele".

Figur 5: Empfangen

Gib uns heute unser tägliches Brot

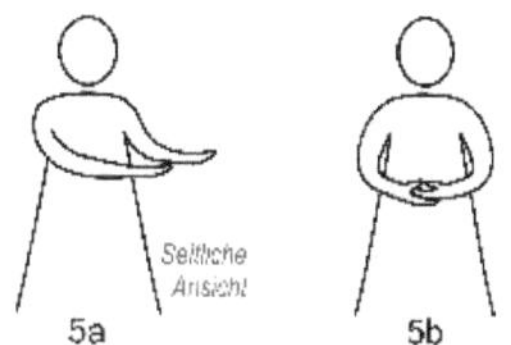

5a: Zum Himmel geöffnete, weit ausgestreckte Hände
Empfangen als aktiver Prozess. Dem Menschen, in Würde und Freiheit vor Gott, wird nichts übergestülpt. In den biblischen Erzählungen drängt sich Jesus niemals auf. Er fragt den Kranken oder Hilfebedürftigen: „Was willst du, das ich für dich tue?" „Willst du gesund werden?"
Häufig sind es Bilder des Machen- oder Starksein-Müssens, die andere Menschen oder wir selbst uns in unseren Idealvorstellungen übergestülpt haben und die mich daran hindern, einfach zu empfangen, im Vertrauen, dass „das Dao mich nährt" (siehe Kap. 4.1). Das wirklich Kostbare im Leben ist das, was wir umsonst empfangen und was unsere Seele nährt. Mit Empathie, Zuwendung, Wertschätzung, Gemeinschaft, Liebe fördern wir das uns anvertraute Leben.

5b: Schale vor dem Bauchzentrum
Der Übende steht in entspannter, geöffneter Haltung. Brust- und Beckenraum sind geöffnet und die Hände wie „eine Schale zum Himmel" geformt. Der ganze Mensch empfängt: geistig, körperlich und seelisch.

Figur 6: Umarmen (Mitte und Herzstück des Gebets ist die Vergebung)

Und vergib uns unsere Schuld

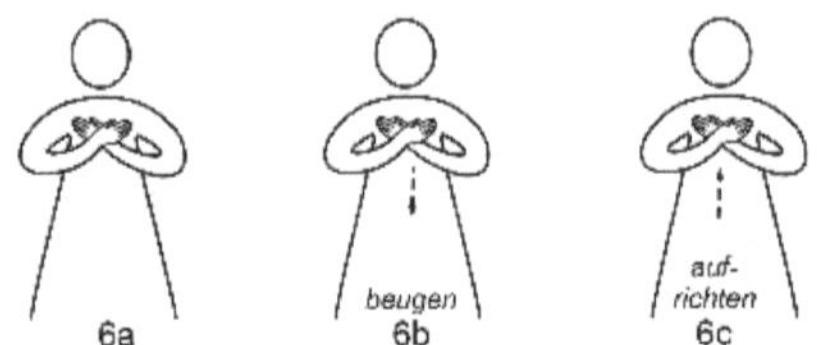

6a: Verschränkte Arme vor der Brust
Ich umarme mich selbst in dieser Gebärde und erkenne meine eigene Zerbrechlichkeit[9] . Ich sage Ja zu allem, was in mir ist und schütze den inneren Raum der Stille in mir (siehe Kap. 2.6). Dadurch bleibe ich mit meiner inneren Mitte verbunden, auch in der Krise, denn glückliche wie schmerzvolle Erfahrungen können heilsam sein auf dem Weg zum reifen, ganzen Menschen.

6b: Sich verbeugen
In dieser Gebärde verneige ich mich vor dem Leben, das wir häufig verletzen. Im Vornüberbeugen lasse ich Spannung los, der Rücken („Schatten“) darf wieder weich und rund werden. Erstarrtes kann erneut zum Fließen gebracht werden. Diesen Prozess kann ich als ein müheloses Bemühen erfahren: Das Beugen zur Erde fließt ohne Krafteinsatz weiter in ein Aufrichten zum Himmel (Prinzip Sprungfeder). Ich kann mich unbeschwert aufrichten und meinen Blick wieder erheben. So lernen wir aus unseren Unzulänglichkeiten.

[9]Im Gleichnis vom „verlorenen Sohn“ (Lukas 15, 11-32). macht der Vater keine Vorwürfe. Er läuft dem Sohn entgegen und umarmt ihn. Voll Freude und Dankbarkeit richtet er ein großes Fest aus (Geist des Festes).

Figur 7: Weitergeben

Wie auch wir vergeben unsern Schuldigern

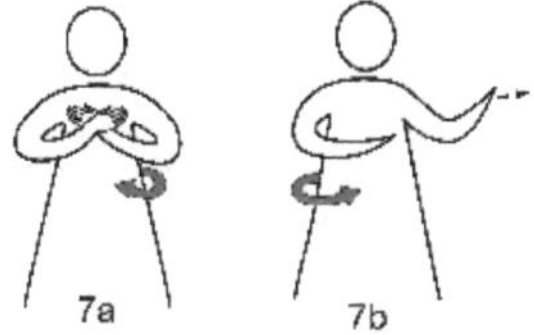

7a, 7b: <u>Drehung nach rechts und nach links</u>
Der innerlich und äußerlich aufgerichtete und befreite Mensch kommt mit sich selbst in Fluss (Drehungen). Mit offenem Herzen und Weite im Blick wendet er sich seinen Mitmenschen freundlich zu. Die linke Handinnenfläche dreht sich aus dem eigenen Gesichtsfeld weg und richtet sich in der gebenden Gebärde zum linken Nachbarn: Heiter und gelassen gebe ich Empfangenes weiter. Wir verzeihen einander unsere Schwächen.

Figur 8: Loslassen

Führe uns nicht in Versuchung ...

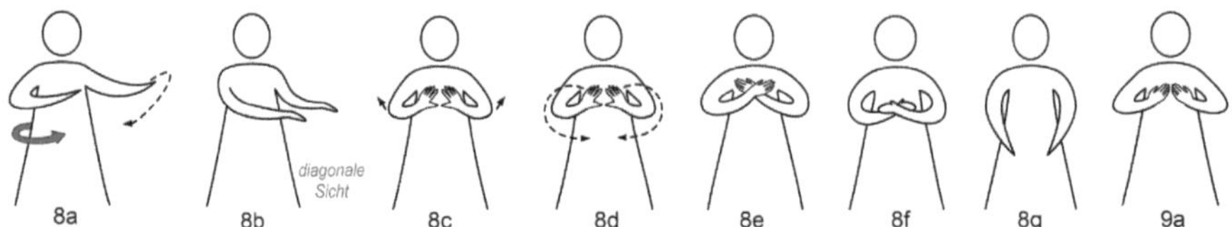

8a – 9a: Ausholen des linken Armes (8a); die Hände vorschwingen (8b), zurückziehen (8c), nach vorne bewegen und kreisen (8d), kreuzen (8e), übereinander gleiten lassen (8f), loslassen (8g), vor die Herzmitte führen (9a).
In dieser Aneinanderreihung von verschiedensten Gebärden steht das Loslassen zentral, wodurch der Bewegungsfluss erhalten bleibt und die Bewegungen entspannt und weich werden. Hierbei kann auch der Geist entspannen. Unruhige Gedanken und innere behindernde Bilder (Urteile, Beschuldigungen und Rechthaberei) können losgelassen werden. Ich erkenne in diesem innerlichen Prozess meine Schattenseiten (siehe hierzu Kap. 6.3) und löse mich von dunklen Eigenschaften. So leert sich das Herz und hält sich von Unrecht fern. Der Geist wird ruhig und zentriert sich wieder in der Herzmitte (9a).

> *„Gerade weil Tai Chi immer am ganzen Menschen ausgerichtet ist, kommt er mit seinem ganzen Wesen, seinen Gefühlen, Gedanken, Wünschen. Ängsten, mit seinem ganzen Bewusstsein in Bewegung und findet somit seine Mitte.“ (Speer, Einswerden mit dem Sein)* [31]

... sondern erlöse uns von dem Bösen

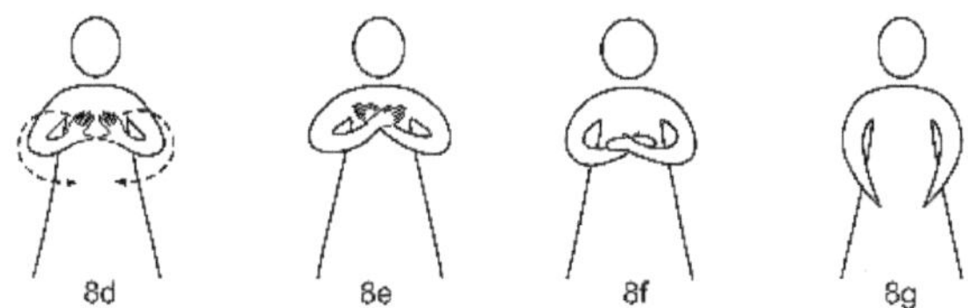

8d – 8g: Diese Gebärden sind aus der Übungsreihe „Harmonie“ (Element Erde) bekannt. Für mich symbolisieren die vier Bewegungen (8d – 8g) einen vierschrittigen Prozess des „Erlösens“ von dunklen, blockierten oder abgespaltenen Gefühlen.

8d: <u>Hände kreisen zum unteren Dantian.</u>
Schritt 1: Die Aufmerksamkeit nach innen richten, mich in meiner stabilen Körpermitte verankern und bis tief in den Bauch atmen. Bewusstwerden dessen, was mich innerlich blockiert, besorgt, ängstigt, fesselt und es annehmen (Handgelenke kreuzen).

8e: <u>Hände steigen vor die Herzmitte, in die Handflächen schauen</u>
Schritt 2: Die Aufmerksamkeit auf den Herzraum richten. Die Gefühle mit offenem Herzen ansehen: barm-herzig und gelassen auf die Situation als Ganzes schauen. „Man sieht nur mit dem Herzen gut.“ (Saint-Exupéry)
Meine Gefühle klar erkennen und benennen. (Nur was ich angeschaut und angenommen habe, kann ich loslassen.)

8f: <u>Drehende Hände vor dem Herzen</u>
Schritt 3: Die Aufmerksamkeit auf die geschmeidige Bewegung der Hände vor der Herzmitte richten. Das Herz transformiert und integriert Widerstrebendes (Koordination Yin-Yang-Hand). Es bringt Gedanken und Gefühle zur Ruhe (Kopf-Bauch-Synchronisation, siehe Kap 2.6).
Den Atem frei durch das Herz, durch die Gefühle, ein- und ausströmen lassen. Dies kann wie ein Schmelzen eingefrorener Gefühle[10] [32] empfunden werden.

---

[10]Siehe hierzu die daoistische Wasser- und Feuermethode, wo es um einen Auflösungsprozess von blockierten Gefühlen geht.

8g: Hände übereinandergleiten und sinken lassen
Schritt 4: Die Aufmerksamkeit auf das Lösen der Hände richten: Die Gefühle loslassen mit dem ruhigen, langen Ausatmen. (Vorstellung: Meine Fesseln lasse ich los, werden gelöst).

9a: Dann meine Aufmerksamkeit wieder bewusst auf den Alltag richten.

Transformation

Durch das Einbeziehen der ruhigen, gelassenen Atmung (siehe Übungsbeschreibung) entsteht in diesen vier stark energetische Gebärden (siehe Kap. 4.4) ein Fließgleichgewicht von Atmung und Bewegung. Diese Harmonie wirkt sich positiv aus auf den Energiefluss in den Meridianen, den Herzschlag, die Entspannung des Brustraumes (Zwerchfell) und auf das vegetative Nervensystem[11] . Nach alter chinesischer Auffassung (TCM) wird die grobe Energie Qi in eine immer feinere Energiewahrnehmung (Herzgeist Xin) und innere Klarheit (Geist Shen) transformiert. Hierdurch wird es möglich, die Perspektive zu wechseln, aufs Ganze zu schauen und so kann sich beispielsweise Wut in Mitgefühl verwandeln [33] (siehe Kap. 2.7 Tabelle Daoismus).

In christlicher und daoistischer Vorstellung ist es auch der Geistesatem Gottes oder die Wirkkraft des Dao, die im offenen Herzen des Menschen heilsam gegenwärtig sind, was als tiefer innerer Frieden erfahren werden kann.

Im Prozess des Geschmeidigwerdens des Körpers lösen sich starre Bewegungsmuster und Konditionierungen sowie körperliches und geistiges Festhalten oder Verkrampfen auf. Nach längerer Praxis erfährt der Übende auch seinen Alltag ganz neu: mehr Leichtigkeit, Sanftheit und innere Weite im eigenen Denken und Handeln stellen sich ein.

[11]Siehe hierzu Herz-Kohärenz, Resonanzfähigkeit des Herzens (Wikipedia)

Schmerz

Wichtig ist es, nicht weg zu schauen, sondern zu spüren und zu atmen in das Gefühl, in den Schmerz hinein, so dass dieser sich auflösen kann. Verdrängtes, das, was mich innerlich fesselt, gefangen hält, kann sich (evtl. mit professioneller Hilfe) lösen und wieder integriert werden, kann ich in mein Leben „einweben", siehe Gebärden **Abb. 8e, 8f**, drehende Hände. Klemens Speer führt hierzu weiter aus, wir sollten „mit innerer Gelassenheit allen Schmerz der Welt in uns erfahren (aber nur den Schmerz und sonst nichts – keine Gedanken oder Geschichten darüber stülpen) und ihn dadurch befreien." [34]

So gelangen wir zu neuer Lebendigkeit und Kreativität, denn blockierte oder verdrängte Gefühle können wieder frei fließen und neue Energie kommt frei. [35] (siehe hierzu auch Kap. 6.3)

Hinweis: Bei schweren traumatischen Verletzungen ist es ratsam, unterstützende therapeutische Hilfe zu suchen. Sonst kann eine innere Entwicklung blockiert werden.

Figur 9: Staunen

Denn dein ist das Reich

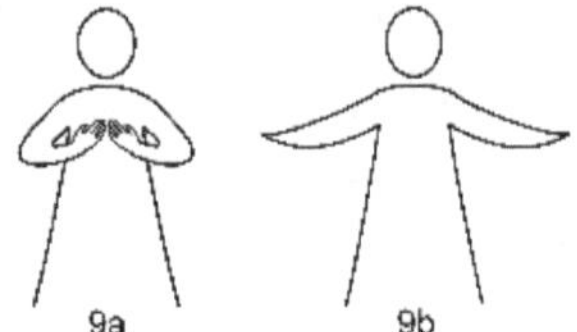

9a – 9b: Weites Öffnen der Arme vor dem Herzzentrum
Mir geht das Herz auf! Ich umarme in dieser Gebärde die ganze Schöpfung und verbinde mein Herz mit der Weite des Horizonts. Ich spüre Weite und Leichtigkeit innen und außen. Verwunderung und Staunen über das Geheimnis des Lebens, über die Größe und Schönheit des Kosmos führen zu Mitgefühl allem Lebendigen gegenüber, zu Dankbarkeit, Zuversicht und Geborgenheit im Leben. Wo ich an meine Grenze stoße, ist Loslassen, Mut und Hingabe gefragt, wodurch ich trotz allem mit meiner Herzmitte verbunden bleiben kann. So verstehe ich das folgende Gebet:

> *Gott, gib mir die Gelassenheit,*
> *Dinge hinzunehmen, die ich nicht ändern kann,*
> *den Mut, Dinge zu ändern, die ich ändern kann,*
> *und die Weisheit, das eine vom anderen zu unterscheiden.*
>
> *(Gelassenheitsgebet der anonymen Alkoholiker)*

Figur 10: Preisen

Die Kraft und die Herrlichkeit

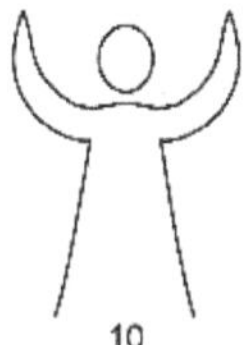

10: Weit zum Himmel gestreckte Arme

Das Geheimnis des Lebens, der Schöpfung preisen[12] : in Gebärde, Wort, Musik, Tanz, Kunst, Naturverbundenheit … Ausdruck geben an die eigene Lebensfreude, an die Freude über die eigene Existenz, das einzigartige Sosein „ziran“ (siehe hierzu Kap. 2.7 Weltreligionen). Hieraus erwachsen eine tiefe innere Kraft und Weisheit für den Alltag und die Erfahrung der Allverbundenheit mit allem und allen in der Fülle des Seins.

[12]„Die Botschaft jeder Religion lautet, dass der Mensch nicht wirklich Mensch ist, wenn er nicht seinen Schöpfer preist.“ (Mahatma Gandhi)

Figur 11: Gewahrsein

In Ewigkeit

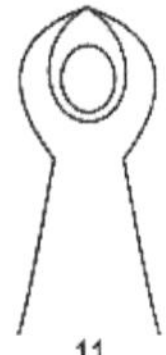

11: Sich leicht berührende Fingerspitzen über dem Scheitelpunkt
Der Kreis ohne Anfang und Ende ist Symbol für die Ewigkeit. In dieser Gebärde spüre ich reines Gewahrsein in der Gegenwärtigkeit des Hier und Jetzt. In der Transzendenz (Hände über dem Scheitelpunkt) fallen Ewigkeit und Gegenwärtigkeit zusammen (All-Einheit, Non-Dualität).

Jeder Moment trägt das Potential der Ewigkeit, des Heils in sich. Wüsten- und Schattenerfahrungen können zu Oasen werden und wieder in die innere Freiheit führen (Gebetshände sinken zum Herzen). So gilt es, die Augen offen zu halten, wach und aufmerksam zu sein für das, was in mir und um mich herum geschieht und Spuren von Ewigkeit mitten im Alltag[13] zu entdecken.

[13] „Die Mysterien finden im Hauptbahnhof statt", Gespräch mit Joseph Beuys über Anthroposophie und die Zukunft der Menschheit, DER SPIEGEL 23/1984

Figur 12: Einheit erfahren

Amen.

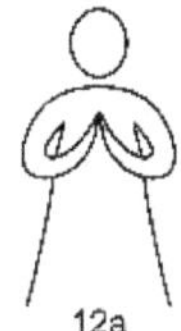

12a: Gebetshände sinken zum Herzzentrum
In der Tiefe des Herzens, dem inneren heiligen Raum der Stille, offenbart sich das Mysterium des Lebens als Erfahrung der Einheit mit allem Sein: mit dem Dao, dem Urgrund allen Seins, mit Gott, der Quelle allen Lebens, mit dem „Himmlischen Vater", dem großen Liebhaber des Lebens.

5 - Gemeinsamkeiten und Unterschiede der Übungswege in den Weltreligionen

Von Klemens J.P. Speer

In Kapitel 4 wurden vier praktische Bewegungssequenzen bzw. -Reihen aus dem Taiji vorgestellt und konkrete Anleitungen für die Praxis dargestellt. Nachfolgend soll es darum gehen, den Blick zu weiten und ausgehend vom Taiji auf andere spirituelle Traditionen und Übungswege zu blicken und ihre Gemeinsamkeiten herauszuarbeiten, ohne die Unterschiede zu vernachlässigen. Dabei geht es vor allem auch um die Wertschätzung jeder einzelnen Tradition und inwieweit diese eine Bereicherung für das Taiji bedeuten kann.

5.1 - Taiji und andere Übungswege

Der Blick in die Übungswege anderer mystischer Traditionen und Schulen kann viel dazu beitragen, den eigenen Übungsweg besser zu verstehen, zu hinterfragen, zu reflektieren und zu prüfen, inwieweit er tatsächlich die eigene Entfaltung im umfassenden Sinne fördert. Dieser Ein- und Überblick kann helfen, den eigenen Weg, wenn notwendig, zu vervollständigen und auf angemessene Weise zu praktizieren. Daher wird nachfolgend der Versuch unternommen, Taiji vor dem Hintergrund der mystischen Traditionen der Weltreligionen zu reflektieren:

1) Taiji und Yoga - Hinduismus: Taiji (Taijiquan und Qigong) lässt sich vor dem Hintergrund des Yoga sehr gut reflektieren, da das Yoga-System sehr klar strukturiert ist. In der nachfolgenden Abb 24 wird ein grober Überblick über die großen Yoga-Richtungen gegeben:

Yoga-Schulen und -Richtungen

Yoga-Schulen	Schwerpunkte
Hatha-Yoga Übung	Yoga der Körperübungen und Energie
Karma-Yoga Alltag	Yoga der Tat, des richtigen Handelns
Radscha-Yoga Lehre	Yoga der intuitiven Einsicht, durch Studium der Schriften
Kundalini-Yoga (Tantra Yoga)	Yoga der Erweckung der „Schlangenkraft" Vereinigung von Shiva und Shakti (männlich und weiblich)
Bhakti-Yoga	Yoga der liebevollen Hingabe
Jana-Yoga	Yoga der intuitiven Schau

Abb. 24: Yoga-Schulen und -Richtungen

Hatha-, Karma- und Radscha-Yoga bilden zusammengenommen den ganzen Übungsweg des Yoga zur höchsten Erkenntnis (Samadhi). Kundalini-Yoga kann als eine Spezialisierung oder Vertiefung des Hatha-Yoga gesehen werden, Bhakti-Yoga als eine spezielle Richtung des Karma-Yoga und Jana-Yoga und Samadhi-Yoga als eine spezielle Richtung des Radscha-Yoga.

So wie Taiji im Westen unterrichtet wird, ist es oft mit dem *Hatha-Yoga,* bei dem es sich ebenfalls um ein Bewegungssystem handelt, vergleichbar. Es gibt nur wenige Taiji-Meister oder -Lehrer, die eine Integration der Taiji-Prinzipien im Alltag ausdrücklich betonen und in den Vordergrund stellen. Zu ihnen gehört u.a. der bekannte Taiji-Meister *Cheng Man Ching,* der die nach ihm benannte Kurze Form des Taiji Yang-Stils entwickelt hat. Er war gleichzeitig auch ein Schriftgelehrter und betonte die Wichtigkeit der Taiji - und Dao-Lehre sowie ihre Einbindung in die Taiji-Übungspraxis. Von ihm kann also gesagt werden, dass er den Weg des *Hatha-, Karma- und*

Radscha-Yoga miteinander verband. Er betonte ebenfalls den meditativen Aspekt des Taiji und empfahl die sitzende Form der Meditation zur Ergänzung des Taiji (der bewegten Meditation). Im Sinne des Yoga strebte er also auch die höchste Form des Yoga, das (*Dharana* = Yoga der Erleuchtung) an. Dieser sehr hohe Anspruch des Taiji ist jedoch längst nicht in allen westlichen Taiji-Schulen und Traditionen zu finden. Häufig findet eine Beschränkung auf den Aspekt des Hatha-Yoga statt. Taiji wird oft „nur" zur Entspannung geübt, um sich gesundheitlich fit zu halten oder um einen Kampfsport betreiben zu können. Eine Verbindung zum Alltag wird oft gar nicht gelehrt, und der meditative Aspekt wird nicht wirklich verstanden. Er wird zwar benannt, es ist jedoch leider oft nicht klar, was damit erreicht werden soll. Es werden also die Aspekte des *Radscha- und Karma-Yoga* vollständig außer Acht gelassen. Intuitive Erkenntnisse können zwar auch durch das Studium der alten Taiji-Texte erworben werden, sie müssen aber in der Auseinandersetzung mit dem Lehrer vertieft werden. Und dies ist nur möglich, wenn der Meister oder Lehrer selbst tiefes Erwachen (Weisheit und Mitgefühl – Einheit mit dem Dao) durch das Üben des Taiji erlangt hat.

Häufig wird Taiji also nur im Sinne des Hatha-Yoga in Hinblick auf richtige Körperhaltung (*Asana-Yoga)* und Beherrschung des Atems (*Pranajamana-Yoga)*, unterrichtet; nur selten kommen noch die Zurückziehung der Sinnesorgane von ihren Objekten (*Pratjahara-Yoga)* und Aufmerksamkeit und Konzentration (*Dharana)* hinzu. Das führt dazu, dass Taiji im Westen häufig sehr verflacht unterrichtet wird und nicht bis zu den höchsten Ebenen energetischer und geistiger Wahrnehmung (*Jana- und Samadhi-Yoga)* führt.

Das authentische Yoga der Meister zielt immer auf die Erfahrung der letzten Wirklichkeit: Die höchste Verwirklichung im Yoga: Brahman (Hintergrund - Absolute Wirklichkeit) und Atman (Vordergrund - Relative Wirklichkeit) sind Eins (im Samadhi). Auch „Tat tvam asi", „Das bist du", die Einheit.

2) Taiji und Zen - Buddhismus: Vom Zen-Weg ist bekannt, dass er in seinen authentischen Traditionen immer direkt auf die höchste absolute bzw. nicht-duale Ebene der inneren Entwicklung gerichtet ist. Im Sinne des Taiji also auf die Erfahrung der Einheit mit dem Dao. Wie wir eben gesehen haben, kann man das vom Taiji (von der Taiji-Praxis) nicht generell sagen. Oft wird es, nur' (was ja auch „in Ordnung" ist: es muss nur eindeutig benannt werden) als Gesundheitsübung, Entspannungstraining oder Kampfsport betrieben. Die Wahrnehmung der feinstofflichen Ebene wird oft noch angestrebt, allerdings führt der Taiji-Weg dann nicht wirklich in die tiefe Erfahrung. Dann kann das zusätzliche Üben des Zen bei einem authentischen Lehrer eine wertvolle Bereicherung für das Taiji sein, weil dadurch die Aufmerksamkeit auch bei der Übung in Bewegung mehr auf den geistigen *Aspekt* der Stille oder Leere (Kensho, Satori) gelenkt wird. Zen strebt immer die höchste Form des Yoga an, das *Samadhi-Yoga,* das *Einswerden mit dem Dao.* Die höchste Stufe im Taiji scheint eher sehr selten angestrebt und noch seltener unterrichtet und erreicht zu werden.

Im authentischen Zen, oft als Königsweg zur letzten Wirklichkeit gepriesen, wird immer die höchste Verwirklichung angestrebt: Hintergrund (Nirwana) und Vordergrund (Samsara) sind im erwachten Zustand (Bodhi) Eins (Satori).

3) Taiji und Tanz - Sufismus: Taiji ist mit dem sufischen *Derwisch-Tanz* (aus dem Sufismus des Islam) nicht vergleichbar, da dieser nach schneller rhythmischer Live-Musik getanzt wird. Trotzdem kann Taiji vom Sufi-Tanz etwas lernen oder hat etwas mit ihm gemeinsam: Es ist der Aspekt der *Freude bzw. der inneren Heiterkeit und der Hingabe* beim Üben. Nicht alle Taijiquan-Schulen und -Richtungen betonen diese Aspekte, die im Qigong und Taiji *inneres Lächeln* und *wache Aufmerksamkeit* genannt werden. Ihnen kommt nach meiner Erfahrung auf dem Weg des Lernens und Übens eine besondere Bedeutung zu. In einer Atmosphäre von innerer Heiterkeit, Freude und wacher Aufmerksamkeit lässt es sich einfacher lernen und üben, und eigene Probleme und Fehler können leichter überwunden werden. Der Aspekt der Freude wird auch in der jüdischen Tradition des Chassidismus sehr betont.

Der Tanz der Derwische ist wohl am ehesten mit der schamanischen *Trance* verbunden. Spontane Bewegungen in Trance im Sinne des *Schamanismus* werden im Taiji nicht angestrebt. Es gibt sie nur noch in sehr selten praktizierten Richtungen des Qigong .

Auch durch den Sufitanz oder den Sufi-Sikr (Zikr oder Dhikr) (sitzende Meditationspraxis) kann die höchste Verwirklichung erreicht werden: Der Sufi (der Liebende – Vordergrund) und der Geliebte (die Gottheit – Hintergrund) verbinden sich in der Unio Mystica, zum Einssein (Tauhid).

4) Taiji und Erkenntnis - Judentum: Die jüdischen *Chassidisten* legen großen Wert auf das *Lernen aus allen Alltagssituationen* des Lebens und auch auf das Studium der Schriften. Dies alles soll mit großer Freude geschehen. Die Verbindung der daoistischen Philosophie (Wu, Wuji, Taiji, Wu-Wei, De, usw.) und der Haltungs- und Bewegungsprinzipien (Sinken, Aufrichten, Zentrieren, Fließen und Loslassen), die auch geistige Prinzipien sind (nicht nur körperliche), mit dem Alltag, ist für Taiji als geistigen Übungsweg unerlässlich. Leider wird dieser Aspekt längst nicht in allen Taiji-Schulen gelehrt. Dies können Taiji-Übende hervorragend von den Chassidisten und auch von den Kabbalisten lernen.

Auch im Chassidismus ist die Erfahrung der letzten Wahrheit, die der suchende Chassidim auch mitten im Alltag anstrebt, eine Nicht-Duale Gotteserfahrung (Unio Mystica).

5) Taiji und Gebet - Christentum: Taiji wird in der Regel nicht mit einem gesprochenen Text oder Gebet verbunden. So gesehen, gehen die Übungen in Kapitel 4 eine neue Verbindung ein: daoistisch inspirierte Bewegungen zum Teil verbunden mit christlich geprägten Texten.

Die Verbindung von Bewegung und Text kann dazu beitragen, sich die Bewegungen leichter zu merken und sie zu verinnerlichen. Taiji ist kein Gebetsweg wie das meditative Beten im *Christentum.* Man kann Taiji jedoch auch auf eine andere Art und Weise als „eine Form des Betens“ betrachten. Es ist in der Regel ein wortloses Beten mit dem ganzen Körper, mit dem ganzen Sein. So wie beim mystischen Beten Betender und Gebet eins werden, so soll der Taiji-Adept eins werden mit der Taiji-Übung. Er soll sich voll und ganz - äußerlich wie innerlich - auf den Übungs- und Bewegungsablauf oder auf das untere Dantien konzentrieren.

Die höchste Form der Verwirklichung im Christentum wird Unio-Mystica (Erleuchtungserfahrung) genannt, eine non-duale Einheitserfahrung des spirituellen Meisters. Christus sagt, ich und der Vater sind eins: Hintergrund (der geistige Vater) und Vordergrund (ich – Gottes Sohn) sind Eins (im Reich Gottes – Heiliger Geist). Oder anders ausgedrückt: Schöpfer (geistig leerer Hintergrund) und Schöpfungsprozess (Vordergrund der materiellen Welt) sind eins (im Geschöpf des Kosmos).

5.2 - Spiritueller Daoismus und Taiji im Alltag

Wie wir bereits oben gesehen haben, ist im Taiji des *Meisters Cheng Man Ching* alles enthalten, was für ein vertieftes Üben des Taiji erforderlich ist. Dabei kommt nach meiner Einschätzung der Verbindung des Taiji mit allen Aspekten des individuellen und gesellschaftlichen Alltags eine besondere Bedeutung zu, wenn es seine volle Wirkung entfalten soll. Dieser Aspekt des Taiji ist für viele chinesische Lehrer, die Taiji im Westen unterrichten, leider oft von untergeordneter Bedeutung. In China wird der geistige oder spirituelle Aspekt und dessen Verbindung mit dem Alltag durch ein autoritäres System unterdrückt, so dass chinesische Lehrer eine Einschränkung ihrer Arbeit befürchten müssen. Dies zeigt sehr deutlich der Umgang der chinesischen Regierung mit der Fallun Gong-Bewegung und die laufende Reglementierung bzw. Verstaatlichung der gesamten Qigong-Praxis. Diese Tatsache hat großen Einfluss bei der Weitervermittlung oder Übertragung des Taiji in den Westen. Leider unterrichten wohl daher chinesische Lehrer oder Meister auch im Westen oft nur eine sportliche Variante des Taiji.

Wenn Taiji in der genannten Weise mit dem Alltag verbunden ist und mit der notwendigen inneren Freude und Hingabe geübt wird, nur dann kann der Taiji-Adept das höchste Ziel des Taiji, das Einswerden mit dem Dao, erlangen.

Nur dann können Hintergrund (Wu oder Wuji) und Vordergrund (Taiji, fünf Wandlungsphasen und die Zehntausend Dinge) in Eins (Dao) zusammenfallen.

5.3 - Inkulturation in den christlich geprägten Westen

Die vorangegangenen Abschnitte haben verdeutlicht, dass eine Inkulturation von spirituellen Übungswegen im Westen erforderlich, aber auch möglich und sehr sinnvoll ist. Der Begriff, Inkulturation' wurde u.a. von dem indischen *Jesuit und Zen-Meister Arul M. Arokiasamy (Ama Samy)* geprägt. Er beschreibt die Übernahme von spirituellen Übungswegen aus dem Osten und ihre sinnvolle Eingliederung in die Werte und Normen der westlichen Gesellschaft. Östliche Übungswege müssen einer Prüfung durch westliche (und christlich geprägte) Normen und Werte und einer wissenschaftlichen Beurteilung standhalten können. Aber ethische Werte und Normen wandeln sich, und Menschen bekommen eine neue Sichtweise, wenn sie durch eine authentische Erfahrung der höchsten Realität beginnen, ihre eigenen Werte und Normen kritisch zu überprüfen. Auch Ken Wilber betont, dass echte Spiritualität nicht ausschließlich auf die eigene Befreiung *(Arhat im Yoga*) ausgerichtet ist, sondern dass sie einer kulturellen und sozialen Verankerung in westlichen Werten und Normen bedarf. Nach Ken Wilber muss *Östliche Spiritualität im Westen in seinem integralen Modell verankert sein*, wenn sie wirklich zum verändernden Motor in der spirituellen Entfaltung der Menschheit werden will (siehe Wilbers integrales Modell weiter unten). Dies deckt sich wiederum voll mit der christlichen mystischen Tradition (Kontemplation), die Übereinstimmung aufweist mit allen drei Yoga-Wegen: auf *Hatha-Yoga (Gebets- und damit auch Körper- und Atem-Übungen), Radscha-Yoga (intuitive Erkenntnis durch Studium der spirituellen Schriften) und Karma-Yoga (Yoga der Tat - soziales und kulturelles Handeln)*.

Viele christliche Weiterbildungseinrichtungen und Kontemplationshäuser (Exerzitienhäuser) haben sich bereits für die Übungswege des Zen, Yoga, Qigong und Taijiquan geöffnet. Leider wird die spirituelle Bedeutung dieser Übungswege oft nicht verstanden und daher nicht wirklich anerkannt. Alle Körperlichkeit, die in der christlichen Tradition oft verdrängt und abgewertet wurde, könnte noch sehr viel deutlicher von den christlichen Kirchen rehabilitiert werden, wenn auch die mögliche Tiefe dieser Übungswege anerkannt und sogar unterstützt würde. Denn über die tiefen Erfahrungen in diesen körperorientierten Traditionen kann auch wieder ein Zugang und ein tieferes Verständnis für die eigenen kontemplativen Übungswege der christlichen Orden (Kontemplation) und der dazugehörigen christlichen Begrifflichkeiten gewonnen werden. Diese Erfahrungstatsache wird leider bei vielen Vertretern der christlichen Kirchen nicht gesehen und nicht erkannt.

Menschen mit tiefen Erfahrungen auf dem Übungsweg sind dazu in der Lage, einen Schub von Kreativität zu erzeugen. Dieser Entwicklungsschub wird in unserer Gesellschaft überlebensnotwendig. Nur so werden meines Erachtens die westlichen Industrieländer und die Weltgemeinschaft das Potential entwickeln, die katastrophale ökologische und soziale Situation auf dem Globus nachhaltig zu verändern. Dies ist aber nur möglich, wenn die spirituelle Entwicklung, insbesondere auch der politischen Entscheidungsträger, gezielt gefördert würde.

So könnte sich das christliche Selbstverständnis zu einem wirklich Integralen Christentum entfalten. Denn der „universale Geist Gottes" ist in jeder tiefen Religiosität zu finden. Die dreifache Gestalt allen Seins (Gott Vater, Gott Sohn, Gott Heiliger Geist – Hintergrund, Vordergrund, Einheit) erscheint in allen mystischen Traditionen in vielfachen Begrifflichkeiten. Sie wird nur durch tiefe mystische Erfahrung wirklich erkannt!

5.4 - Transkonfessionelle Spiritualität in der globalen Gesellschaft

Die Übungswege könnten eine multispirituelle globale Gesellschaft induzieren, die sich über alle Sprachgrenzen hinweg versteht und sich über wesentliche Erfordernisse zum Überleben der Menschheit verständigen kann. Denn wir brauchen Menschen die den Weg nach innen begehen, Menschen mit tiefer spiritueller Kreativität, die Lösungen finden, Dinge anpacken und zu durchgreifenden Veränderungen aufbrechen. Unsere derzeitigen Politiker scheinen zu ängstlich zu sein, um einen erforderlichen demokratischen Aufbruch zu vermitteln und zu wagen.

„Die moderne Wissenschaft", so Stanislav Grof, „hat wirkungsvolle Mittel erfunden, mit denen sich die meisten der dringendsten Problemen in der heutigen Welt lösen ließen: die Mehrheit der Krankheiten könnte bekämpft, Hunger und Armut könnten beseitigt, das Ausmaß der industriellen Verschmutzung könnte verringert und destruktive fossile Brennstoffe könnten durch erneuerbare Quellen umweltschonender Energie ersetzt werden.

Die Probleme, die dem im Weg stehen, sind nicht wirtschaftlicher oder technischer Art. Die tiefsten Ursachen der globalen Krise liegen in der menschlichen Persönlichkeit und spiegeln den Stand der Bewusstseinsentwicklung wider." (Grof, Kosmos und Psyche, S. 296)

Zusammenfassend kann gesagt werden: Nur eine tiefgreifende Veränderung im Bewusstsein der Menschheit kann zu einer Lösung der gegenwärtigen globalen Krise führen.

Wenn östliche spirituelle Übungswege eingebunden werden in ein westlich geprägtes ganzheitliches Denken (zum Beispiel nach Wilber, siehe Kap.6) und sie zudem von den christlichen Kirchen vorbehaltlos gefördert werden, dann kann ein so erneuertes Christentum zum Motor einer globalen Entwicklung werden. Dann können hieraus fruchtbare Anstöße für ein modernes Christentum entstehen, das dazu beiträgt, die großen Differenzen und Spaltungen in der Welt aufzulösen und ihre Spannungen zu lösen und zu harmonisieren.

Es wird eine Zeit kommen müssen, in der es unmöglich sein wird, gleichzeitig politische Verantwortung zu tragen und dabei keinen authentischen Übungsweg zu gehen. Praktische Alltagsveränderungen und Meditation, „Kampf und Kontemplation", im Sinne von innerer Arbeit und praktischen sozialen Veränderungen, die deutlich nach vorn gerichtet sind, müssen wieder zusammenkommen. Dies ist eine Entwicklung, die über die Ratio hinausweist, sie aber integriert. Dies muss auf Dauer in Schulen und Universitäten genauso geschehen wie im Management, in der Politik und natürlich in den Kirchen selbst.

Nach der Definition von Ken Wilber bedeutet *spirituelle Liebe: Offenheit und Weite im Blick, Im-Fluss-Sein mit seinen Entscheidungen und Handlungen, In-der-Mitte-Sein, Sich-selbst-zum Transpersonalen-Entfalten und die Entfaltung anderer in dieser Richtung unterstützen.* Sie muss eine Richtschnur auch für politisches Handeln werden. Diese Art von spiritueller Liebe ist das Ergebnis aller ernsthaften mystischen Disziplinen, wenn die inneren Erfahrungen wirklich integriert werden und im Alltag zur Anwendung kommen. Dies ist der Weg des *Boddhisattvas (des Erwachten),* der alle Menschen befreien will und dies kann der Weg aller wahrhaften Meister in allen authentischen Traditionen sein.

6 - Meditation im Rahmen der Integralen Philosophie nach Ken Wilber

Von Klemens J.P. Speer

Es soll hier der Versuch unternommen werden, die bewegte und sitzende Meditation im Rahmen einer umfassenden integralen Philosophie (nach Ken Wilber) einzuordnen und ihre Bedeutung in diesem Zusammenhang auszuloten. Dazu ist es zunächst erforderlich, Wilbers integrale spirituelle Philosophie in einem knappen Überblick darzustellen.

Die integrale Philosophie Wilbers ist eine Entwicklungsphilosophie. Sein Modell der integralen Entwicklung beschreibt eine im umfassenden Sinne ganzheitliche Entwicklung, die alle denkbaren Lebensaspekte mit einbezieht, alle westlichen wissenschaftlichen Ansätze - im Wesentlichen der naturwissenschaftlichen und psychologischen Forschung - und die Erkenntnisse der östlichen und westlichen Weisheitstraditionen.

Dieser umfassende Ansatz soll hier skizziert werden. Er bezieht sich auf die wissenschaftlichen Forschungsarbeiten, die Ken Wilber in den letzten 40 Jahren geleistet hat. Leider stehen viele Wissenschaftler seiner Arbeit noch kritisch gegenüber. Dies scheint auch damit zusammen zu hängen, dass sein umfassendes Werk, das er in mehr als 20 Büchern veröffentlicht hat, von den traditionellen Wissenschaften bisher nur wenig zur Kenntnis genommen wurde bzw. studiert wurde. Jedoch gibt es bereits Wissenschaftler, die seinem Werk einen hohen Respekt zollen und seine Ergebnisse unterstützen. Zudem stoßen seine integralen Studien bei einer wachsenden Zahl von wissenschaftlich gebildeten Menschen auf großes Interesse, da sie viele Erkenntnisse für das praktische Leben vermitteln und wie ein Leitfaden der Orientierung durchs Leben genutzt werden können.

Wilber nennt mindestens fünf Faktoren, die notwendig sind, um zu einem umfassenden Verständnis von integraler Entwicklung zu gelangen und sie zu verwirklichen. Dazu ist es notwendig, *Ebenen, Li-*

nien, Typen, Zustände und Quadranten von Entwicklung zu unterscheiden und sich selbst und seinen eigenen Standort in diesem komplexen System zu erkennen, um an seiner eigenen Entfaltung arbeiten zu können. Nachfolgend werden die fünf wichtigsten Aspekte seines integralen Modells im Überblick vorgestellt.

6.1 - Integrale Philosophie und Entwicklung

1) Entwicklungsebenen

Sie werden von Wilber auch Stufen oder Wellen der Entwicklung genannt. Dabei unterscheidet er zwischen individuellen und kollektiven Entwicklungsstufen. Die gesellschaftlichen Entwicklungsstufen beziehen sich im Wesentlichen auf die Forschungsarbeit von Jean Gebser. Er hat archaische, magische, mythische, rationale, pluralistische und integrale Stufen (Weltsichten) der Entwicklung herausgearbeitet. Parallel dazu hat die psychologische Forschung erkannt, dass es individuell verlaufende Stufen oder Ebenen der Entwicklung gibt, die jeder Mensch durchlaufen muss, um sich zum Beispiel bis zum rationalen Bewusstsein zu entfalten. Diese parallel zu den gesellschaftlichen Ebenen verlaufenden individuellen Ebenen der Entwicklung sind nach Loevinger/Cook-Greuter: symbiotisch, impulsiv, konformistisch, selbstbewusst, individualistisch und autonom. Entwicklungsebenen können weder in der individuellen noch in der kollektiven Entwicklung übersprungen werden. Sie sind also fester Bestandteil sowohl der individuellen als auch der kollektiven Evolution. Siehe weitere Ausführungen hierzu weiter unten.

2) Entwicklungslinien

Sie werden nach Wilber auch Ströme oder Bänder der Entwicklung genannt. Zentrale Entwicklungslinien oder -ströme bzw. spezielle Bereiche der Entwicklung sind: die *emotionale,* die *kognitive,* die *spirituelle,* die *zwischenmenschliche* und die *moralische Entwicklungslinie.*

Nach Wilber sollten diese fünf zentralen Entwicklungslinien in etwa gleich stark ausgebildet sein, um eine integrale Entwicklung zu ermöglichen.

Weitere Entwicklungslinien sind zum Beispiel: die *musische*, die *gestalterische,* die kinästhetische, die *sportliche Entwicklungslinie* usw. oder andere Talente und Begabungen. Wilber nennt mehr als zwanzig Entwicklungslinien. Entwicklungslinien entfalten sich – manchmal spiralförmig - über die individuellen Ebenen oder Wellen der Entwicklung. Sie können keine dieser Ebenen überspringen.

3) Typen der Entwicklung

sind horizontale Unterschiede in der Entwicklung, wie zum Beispiel: *männlich und weiblich, introvertiert und extrovertiert, gefühlsorientiert und verstandesorientiert, intuitiv und empfindungsorientiert, urteils- und wahrnehmungsorientiert* usw. Typen sind unterschiedliche Ausdrucksformen oder Persönlichkeiten, geprägt u.a. durch kulturelle Unterschiede, die sich über die Entwicklungsstufen in der Regel nicht oder nur sehr schwer verändern lassen, die aber durch Übung und bewusste Auseinandersetzung erkannt werden können. Dadurch kann bewusster mit ihnen umgegangen werden.

4) Quadranten der Entwicklung

Die Quadranten kombinieren zwei grundlegende Unterschiede des Kosmos: *innen und außen* und *individuell und kollektiv.* Dadurch ergeben sich vier Aspekte*: Das Innen (Ich)* und *Außen (Es Einzahl) des Individuums* und das *Innen (Wir)* und *Außen (Es Mehrzahl = Sie) des Kollektivs.* Alle Ebenen, Linien und Zustände entwickeln sich bei einer gesunden Entwicklung im Gleichgewicht aller vier Quadranten. Nur dann kann von einer umfassenden integralen Entwicklung gesprochen werden, wenn alle vier Quadranten gleichermaßen Berücksichtigung finden. Siehe weitere Ausführungen hierzu weiter unten.

5) Entwicklungszustände

sind vorübergehende, wechselnde und manchmal auch dauerhaft erhöhte Zustände des Gewahrseins: *Alltagsbewusstsein (grobstofflich), Traumbewusstsein (feinstofflich/subtil), Tiefschlafbewusstsein (kausal) und Nicht-duales Bewusstsein (absolut),* aber auch andere *meditative Zustände, Flow-Zustände* oder *Gipfelerfahrungen.* Diese Bewusstseinszustände können auf allen Ebenen und Linien der Entwicklung spontan (oft in Lebenskrisen) oder geschulter-, trainiertermaßen (durch Übungswege) auftauchen oder wirksam werden. Siehe weitere Ausführungen hierzu weiter unten.

(Wichtiger Hinweise: Diese Zustände hat Wilber in seinem Werk „Psychologie der Befreiung“ noch als Ebenen oder Stufen der Entwicklung: psychisch 7, subtil 8, kausal 9 und absolut 0, bezeichnet. Diese Sichtweise hat er später korrigiert.)

6.2 - Zur Integralen Entwicklung bewegter und sitzender Meditation

Mit Hilfe des Entwicklungsrahmens nach Wilber können wir den Stand unserer eigenen Entwicklung verorten und sehen deutlich, dass die Übungswege der sitzenden und bewegten Meditation sich in erster Linie auf das Trainieren von Entwicklungszuständen beziehen. Diese können jedoch je nach der erreichten Entwicklungsebene (Weltsicht) sehr unterschiedlich interpretiert werden, zum Beispiel mythisch, rational oder mystisch. Dabei werden mythisch und mystisch schnell verwechselt, da beide Weltsichten nicht rational sind. Diese Verwechselung können wir auf gesellschaftlicher Ebene gerade deutlich wahrnehmen. Der Sprung nach vorn in eine integrale Weltsicht, kann nur auf der mystischen Ebene gelingen. Daher fallen die Menschen in der Suche nach Lösungen für gesellschaftliche Probleme (zum Beispiel Migration, zur Zeit weltweit rund 68 Millionen Menschen) zurück auf eine mythische Weltsicht der gefühlten Fakten. Das zeigt die europaweite Zunahme von rechts-konservativen Parteien. Das heißt, die Menschen regredieren zum Teil auf eine vorrationale Entwicklungsebene.

Wilber empfiehlt seinen integralen Entwicklungsansatz allen authentischen Übungswegen der Weltreligionen. Er ergänzt die prä-modernen Übungswege durch die modernen wissenschaftlichen Erkenntnisse und ermöglicht es so, eine umfassende und tiefgreifende menschliche Entwicklung zu fördern.

Wilber fasst sein sehr komplexes Modell der Integralen Philosophie und Entwicklung gern etwas plakativ unter folgenden Begriffen zusammen, um es verständlicher und einprägsamer zu machen: *Aufwachsen, Aufwachen und Aufräumen.*

Zum *Aufwachsen* des Menschen gehören: die Ebenen, Linien, Typen und Quadranten der Entwicklung. Zum *Aufwachen* gehören die Bewusstseinszustände, die durch die Übungswege der Weltreligionen trainiert werden. Mit *Aufräumen* ist eine psychologische Schattenarbeit gemeint. Darunter wird verstanden, dass es im psychologischen Sinn einer gesunden Entwicklung darum geht, möglichst viele unbewusste Aspekte der eigenen Persönlichkeit aufzulösen, bzw. bewusst zu machen.

Nachfolgend sollen die Themen Integrale Entwicklung und *Schattenarbeit (Aufräumen)* und das Thema sitzende und bewegte *Meditation (Aufwachen)* im Rahmen einer integralen Entwicklung weiter vertift und ausgeführt werden.

6.3 - Integrale Entwicklung und Schattenarbeit

Ken Wilber und seine Co-Autoren legen mit dem Buch „Integrale Lebenspraxis“ ein Übungsprogramm vor, das auf eine ganzheitliche Entwicklung parallel zu den traditionellen Übungswegen der sitzenden und bewegten Meditation verweist. Dieses *Übungsbuch* für *körperliche Gesundheit, emotionale Balance, geistige Klarheit und spirituelles Erwachen* will zu einer umfassenden integralen Entwicklung und Spiritualität führen und anleiten. Das Buch beschreibt vier Kernmodule (*Schattenarbeit, Körper, Verstand* und *GEIST)* und stellt fünf ergänzende Module vor: *Ethik, Arbeit, Beziehungen, Kreativität* und *Seele.* Das Buch kann allen empfohlen werden, die an ihrer integralen Entwicklung arbeiten wollen, da für alle Module Übungen angeboten werden. Hier soll insbesondere auf das *Modul Schattenarbeit* eingegangen werden, dem im Rahmen aller Übungswege eine besondere Bedeutung zukommt.

Unter *Schatten* versteht Wilber in Anlehnung an C.G. Jung alle verdrängten und abgespaltenen (dunklen und seltener auch hellen) Persönlichkeitsanteile, die in das Unbewusste zurückgewiesen oder verschoben wurden. Durch intensive Körper- und Energiearbeit kann sowohl im Qigong als auch im Taijiquan das Unbewusste gelockert werden und mehr oder weniger intensiv ins Bewusstsein treten. Jedoch besteht auch die Gefahr, dass durch die Konzentration beim Üben auf den Körper bzw. auf die Energiewahrnehmung, der Schatten weiterhin abgespalten und in das Unbewusste verdrängt wird. Dies macht jedoch jede integrale Entwicklung zunichte.

In der Schattenarbeit geht es darum, die verdrängten Persönlichkeitsanteile zu integrieren. Dies bewirkt, dass die Energie freigesetzt wird, die uns dadurch verloren geht, dass wir in einem „inneren Boxkampf" (Schattenboxen) mit unserem Schatten unsere Energie verbrauchen. Es kostet also enorm viel innere Kraft, den Schatten ins Unbewusste zu verdrängen. Schattenarbeit lindert nicht nur viele psychodynamische Schmerzen und inneres Leiden, sondern kann auch helfen, dass wir in unserer Entwicklung wachsen statt zu stagnieren.

Findet parallel zur Meditation keine Schattenarbeit statt, so kann das dazu führen, dass der Übende höhere Bewusstseinszustände erreicht, ohne seine „dunkle Seite" bewusst integriert zu haben. So werden nicht akzeptierte Antriebe und Gefühle aus der bewussten Wahrnehmung verdrängt und bestimmen im Verborgenen das eigene Leben. Gelingt eine bewusste Integration, so führt dies zu einer gesünderen Psyche, zu mehr geistiger innerer Klarheit, und die Lebensenergie kommt ins Fließen. Die positiven Seiten der Schattenarbeit wirken sich auf fast alle Lebensbereiche aus: Vitalität, Sexualität, Emotionen, Beziehungen, Arbeit, ein klareres Denken und somit zum Beispiel auch auf die Finanzen und den beruflichen Erfolg usw.

Da die Errungenschaften der psychodynamischen Forschung erst in der neueren Geschichte zu Tage gefördert wurden, ist es nicht verwunderlich, dass die alten spirituellen Traditionen sich mit diesem Thema nicht ausreichend beschäftigt haben. Meditation allein kann also nicht den ganzen Menschen transformieren.

Der Prozess der Abspaltung des Schattens geschieht nach Wilber in drei Schritten: Vom Ich (1) zum Du (2) und zum Es (3). Soll der Schatten integriert werden, muss dieser Prozess rückgängig gemacht werden: in der Reihenfolge vom Es (3) zum Du (2) und zum Ich (1). Die versachlichten Projektionen nach außen auf Es, Sie, Ihr, Ihm (3) werden zunächst zurückgenommen auf ein persönliches Du oder Dein (2) und im nächsten Schritt in die eigene Person integriert: in Mich, Mir und Mein (1).

Ein kurzes Beispiel zur Abspaltung von Angst: „Ich habe Angst", wird zu „Du hast Angst" und im nächsten Schritt zu „Die Gruppe hat Angst" oder „Der ganze Raum ist voller Angst". Dieser Prozess der Abspaltung muss wieder rückgängig gemacht werden.

Bei leichteren Formen der Abspaltung kann dieser Prozess (Wilber präsentiert in „Integrale Lebenspraxis" einige Beispiele) eigenständig bearbeitet werden. Die äußere Welt kann dabei immer als ein Spiegel betrachtet werden. Alles, was mich in der äußeren Welt oder an anderen Personen stört oder emotional in Wallung bringt, hat mit meinem eigenen inneren Schatten zu tun. Die Aufmerksamkeit auf diesen Lebensaspekt kann uns helfen, uns immer wieder mit den eigenen psychodynamischen Prozessen auseinander zu setzen, damit die Energie für Wachstumsprozesse freigesetzt werden kann.

Gelingt es uns nicht, die Projektionen zurückzunehmen, liegen in der Regel stärkere Verletzungen und Verwundungen oder sogar traumatische Erfahrungen in der eigenen Psyche vor. Ernsthafte und tiefer gehende innere Arbeit erfordert die individuelle Hilfe eines ausgebildeten Psychotherapeuten oder die Teilnahme an einer Gruppentherapie in intensiven Workshops. Je tiefer und schwerer der pathologische Befund ist, desto notwendiger ist eine Behandlung und desto größer ist der Zeitaufwand, der sich oft über Jahre hinziehen kann. Je gründlicher jedoch der „Keller ausgemistet" wird, desto reicher kann sich das Leben entfalten.

Leider gibt es auch sehr schwere Formen von Psychosen und Schizophrenien, die mit Psychopharmaka behandelt werden müssen und bei denen von Meditation abgeraten werden muss. Liegen jedoch keine medizinischen Veränderungen vor, wird man auch hier versuchen, innere und äußere Arbeit im Gleichgewicht zu halten. Professionelle Schattenarbeit ist bei allen mittleren und schweren Fällen von Pathologie dringend erforderlich, wenn mit Hilfe von Meditation ein integraler Wachstumsprozess angestrebt wird.

Wenn eine wirklich integrale Transformation zu höheren Formen des Bewusstseins angestrebt wird, sind bewegte und sitzende Meditation (hier Qigong oder Taijiquan und Zen und Kontemplation) oft nicht ohne begleitende Schattenarbeit möglich. Wir sollten uns daher nicht davor scheuen, soweit erforderlich, die Hilfe eines Psychotherapeuten in Anspruch zu nehmen, wenn wir die finanziellen Möglichkeiten dazu haben. Oft wird Psychotherapie auch von den Krankenkassen bezuschusst. Wichtig ist es, darauf zu achten, eine gute Auswahl zu treffen und einen „guten Draht" zum ausgewählten Therapeuten zu haben, der selbst Erfahrung mit Meditation haben sollte.

6.4 - Aspekte einer Integralen Philosophie für sitzende und bewegte Meditation

Nachdem wir uns einen Überblick über die fünf Aspekte der Integralen Entwicklung und der dazugehörigen Schattenarbeit verschafft haben, sollen hier drei Aspekte, die in besonderer Weise bewegte und sitzende Meditation betreffen, vertieft werden: Entwicklungsebenen, Entwicklungszustände und die Quadranten der Entwicklung:

Zu den Entwicklungsebenen:

Wilber fächert die Entwicklungsebenen, je nachdem was er beschreiben will, unterschiedlich weit auf, von 3 über 5, 6, bis auf 9 oder sogar 17 Stufen oder Ebenen. Zum Beispiel in drei große Bewusstseinsebenen, um zu unterscheiden, in vorrational, rational und transrational, wie unten in der Tabelle (Abb. 26: Drei Bewusstseins-Ebenen) gekennzeichnet. Wilber spricht von einer Prä/Trans-Verwechselung, wenn vorrationale und transrationale Entwicklung verwechselt werden, weil beide Ebenen nicht rational sind. Jedoch bezieht die transrationale Ebene Rationalität mit ein, während die prä-rationale Ebene Rationalität noch nicht kennt und sie daher ablehnt. Zudem vermischen sich oder verschwimmen in der Wahrnehmung höhere Ebenen mit niederen Ebenen der Entwicklung, weil beide nicht rational sind. Hier ist dann Rationalität gefragt, um das zu erkennen (siehe auch Abb. 25: Entwicklungsebenen). Dies führt zu der gerade sehr aktuellen Entwicklung, dass Einzelpersonen, aber auch ganze Gesellschaften in eine Regression verfallen können, weil sie anstatt einen Schritt nach vorn zu gehen, um ihre Probleme zu lösen, in ihrer Entwicklung einen Schritt zurückfallen in ein vorrationales Verhalten (gefühlte Fakten – irrationale Angst vor Flüchtlingen, usw.). Evolution ist jedoch nur nach vorn möglich. Es gibt also auch Zeiten von Stillstand oder sogar Regression, wie wir sie gerade erfahren.

In der nachfolgenden Tabelle sind nach dem Buch „Gott 9.0, S. 33 u. S. 296“, das Wilbers Beschreibungen der Ebenen oder Stufen aufgreift (siehe Lit.-Verz.), die weiter oben genannten 6 Bewusstseinsebenen in acht Ebenen aufgefächert. Von Ebene zu Ebene wechselt die Ich- in eine Wir-Orientierung von Einzelpersonen und ganzen Gesellschaften. Beginnend bei Archaisch (Ich) zu Magisch-animistisch, beseelt (Wir), usw. Beginnend bei In den Spalten vier und fünf sind den Bewusstseinsebenen einige zentrale Merkmale zugeordnet.

In der Tabelle ist die menschliche Entwicklung über die Jahrtausende und Jahrhunderte wiedergegeben. Sie soll gleichzeitig verdeutlichen, dass jedes Kind, das geboren wird, diese Entwicklung durchläuft, bis der Mensch in der Regel auf einer Ebene der Entwicklung stehen bleibt, je nach seinem individuellen Bildungsstand und seiner persönlichen geistig-seelischen Reife. Im Westen oft auf der Rationalen oder Relativistischen Stufe. Höhere Ebenen des Bewusstseins wurden bisher nur von wenigen Menschen erreicht. Das Trainieren der Bewusstseinszustände (siehe weiter unten) kann dazu beitragen, auf den Stufen des Bewusstseins einen oder gar mehrere Schritte nach vorn zu gehen. Schüler, die beginnen bewegte oder sitzende Meditation zu trainieren, können sich einerseits auf sehr unterschiedlichen Ausgangsebenen befinden und andererseits wirkliche Schritte nach vorn machen. Wenn dies einem Lehrer bewusst ist und er weiß, wie er die jeweiligen Schüler ansprechen muss, wird es leichter, sie in eine Gruppe einzubinden.

Entwicklungsebenen

(auch Stufen, Spiralen, Wellen oder Drehpunkte der Entwicklung)
Sowohl auf der individuellen als auch auf der gesellschaftlichen Ebene

Archaisch	**Ich (Beige)**	*vor 100.000 Jahren*	**Existieren: Überleben**	**Menschliche Wesen, nicht nur Tier sein**
Magisch-animistisch	**Wir (Purpur)**	*vor 50.000 Jahren*	**Sicherheit: Zugehörigkeit, Schutz**	**Stammeskulturen, archaische Kunst, Magie**
Egozentrisch	**Ich (Rot)**	*vor 10.000 Jahren*	**Macht: Ausbruch, Eroberung**	**Truppen, Eroberungen, Königreiche**
Absolutistisch	Wir (Blau)	*vor 5.000 Jahren*	Wahrheit: Ordnung, Heiligung	Staaten, Monotheismus, Transzendenz
Rational	Ich (Orange)	*vor 650 Jahren*	Freiheit: Rational, Wohlstand	Mobilität, Volkswirtschaft, Forschung
Relativistisch	Wir (Grün)	*Vor 150 Jahren*	Verbundenheit: Integration, Versöhnung	Menschenrechte, Kollektivismus, Umwelt
Systemisch-integrativ	Ich (Gelb)	*vor 60 Jahren*	Zusammenschau: Komplexität, Non-Dualität	Komplexität, Chaos, Interdependenz
Integral-holistisch	Wir (Türkis)	*vor 40 Jahren*	**Universalität:** Allverbundenheit, Harmonie	Globale Sichtweisen weltweite Vernetzung

Abb. 25: Entwicklungsebenen

Die nachfolgende Übersicht (Abb. 26: Drei Bewusstseins-Ebenen) fasst wesentliche Aspekte der Unterscheidung zwischen Mythos („Bauch“) und Mystik („Herz“), also zwischen Transrationalität und Prärationalität zusammen. Nur die Rationalität kann hier zu einer klaren Unterscheidung kommen. Hier ist also der Verstand („Kopf“) gefragt.

Drei Bewusstseins-Ebenen

Bewusst-seinsebenen	**Sprache**	**Denken**	**Stimmung**
Mythos „Bauch“ vorrational	Symbole Bilder	Metaphern	gefühls- geladen (emotional)
Rationalität „Kopf“ rational	Differenzierte Sprache	Analyse Teilsynthese	verstandes- gesteuert (kühl)
Mystik „Herz“ transrational	Kopf-Bauch- Synchronisation Spontanität	Stille/Ruhe/ Konzentration Synthese	Verstand schweigt Gefühle sind ruhig (offen)

Abb. 26: Drei Bewusstseins-Ebenen

Zu den Entwicklungszuständen:

Die Entwicklungszustände beschreiben den meditativen Prozess des Aufwachens, wie Ken Wilber ihn gern bezeichnet. Er wird auch Erwachen oder in der christlichen Tradition Erleuchtung und in der japanischen Zen-Tradition Satori genannt. Entwicklungszustände müssen geübt bzw. trainiert werden, um sie zu verwirklichen, während Entwicklungsebenen Wachstums-Stufen des Wissens sind und studiert werden können.

Die nachfolgende Tabelle (Abb. 27: Entwicklungszustände) versucht diesen Trainings-Prozess verständlicher zu machen. Den Bewusstseinszuständen von *Wach-, Traum-, Tiefschlaf- und Non-dualem Bewusstsein*, werden die Erfahrungen von *Körper, Energie, Geist und Einheit* zugeordnet. Zwischen dem Tiefschlafbewusstsein und dem Non-dualen Bewusstsein ordnet Wilber das *Zeugen-Bewusstsein* ein. Damit ist der innere Beobachter gemeint, der durch Meditation trainiert wird, um innere Erfahrungen bewusst wahrzunehmen. Im Non-dualen Bewusstsein wird auch das Zeugen-Bewusstsein losgelassen.

Aus der äußeren Sichtweise (oberer rechter Quadrant, - siehe hierzu auch weiter unten, Abb. 28) können ihnen verschiedene Grade von Stofflichkeit zugeordnet werden. Von grobstofflich (fest), über feinstofflich (subtil) bis stofflos. Oder anders ausgedrückt von schwarz (Körper), über die abnehmenden Graustufen, bis weiß (Geist). Der Non-duale Zustand wäre nach dieser Metapher dann ein schwarz/weißer Zustand, der 50 Prozent schwarze und 50 Prozent weiße Punkte enthält.

Wie weiter unten in der Tabelle zu sehen ist, können den Bewusstseinszuständen gemessene Gehirnschwingungen zugeordnet werden. Die Gehirnschwingungen können wohlgemerkt sowohl im Wachsein wie im Schlaf auftreten. Das Training der bewegten und sitzenden Meditation zielt jedoch immer darauf, diese Zustände im Wachsein zu trainieren und zu stabilisieren. Es geht also darum, im wachen Bewusstsein Gehirnzustände von Traum-, Tiefschlaf- und Non-dualem Bewusstsein zu ermöglichen. Wilber ordnet dieser äußeren Sichtweise innere Erfahrungen (oberer linker Quadrant) zu:

Körper: Natur-Mystik, Naturerfahrungen von Eins-sein, z.B. mit einem Baum, mit dem Berg, mit dem Meer, usw.

Energie: Gottheits-Mystik, z.B. Licht- und Engelerfahrungen, archetypische Gottheitserfahrungen, energetische Erfahrungen von kosmischem Atem oder kosmischer Energie, usw.

Geist: Formlose-Mystik, Erfahrungen von Nichts oder Leere

Einheit: Non-duale-Mystik, Alles ist Eins, Innen und Außen, Vordergrund und Hintergrund.

Aus dieser Zuordnung der inneren Erfahrungen zu den Zuständen wird deutlich, dass Taiji (Taijiquan und Qigong) in erster Linie Erfahrungen im Wachbewusstsein und Traumbewusstsein trainiert. Jedoch können durch sehr ruhige Übungen aus dem Taiji auch Erfahrungen aus dem Tiefschlafbewusstsein auftauchen (z.B. durch Atem-übungen im Stehen oder im Sitzen). Um diesen Bewusstseinszustand weiter zu trainieren und zu vertiefen, wird jedoch später zur sitzenden Meditation übergegangen werden müssen, die in der daoistischen Tradition Zuowang (Sitzen in Vergessenheit) genannt wird, in der buddhistischen Tradition Dao Chan (in China) und Za-Zen (Sitzen in Versunkenheit - in Japan) und in der christlichen Tradition Kontemplation (Sitzen in Stille).

Entwicklungszustände

Wach-bewusstsein	Traum-bewusstsein	Tiefschlaf-bewusstsein	Non-Duale Bewusstsein
Körper Grobstofflich (fest)	**Energie** Feinstofflich (subtil)	**Geist** stofflos (kausal)	**Einheit** **(absolut)**
Betawellen Alphawellen	Thetawellen	Deltawellen	**Wechselnde Wellen**
13 - 30 Hertz 7 – 3 Hertz	4 - 7 Hertz	1 – 4 Hertz	**1 -30 Hertz**

Abb. 27: Entwicklungszustände

Zu den Quadranten der Entwicklung:

Wenn wir das Raster der vier Quadranten der Entwicklung für Übende der bewegten und sitzenden Meditation verwenden, wird deutlich, dass das eigentliche Üben seinen Schwerpunkt in den oberen beiden Quadranten hat (siehe Abb. 28: Die vier Quadranten des Taiji). Links geht es um die innere Entwicklung, rechts um die äußere Entwicklung; unten links kommt die Gruppe der Übenden ins Spiel und unten rechts, wie sie auf das soziale System in ihrem Umfeld einwirkt, wenn ihr integrale Entwicklung wichtig ist.

Eine integrale Entwicklung ist nur möglich, wenn sie in allen vier Quadranten gleichermaßen verankert ist. Dadurch wird deutlich, dass Taiji (Taijiquan und Qigong) nicht nur auf der individuellen Ebene verankert sein sollte, sondern ebenfalls auf der kollektiven, das heißt auf der kulturellen und sozialen Ebene. Auf der individuellen Ebene gibt es ebenso wie auf der kollektiven einen Yang- und einen Yin-Aspekt, eine innere geistige und eine materielle, äußere Sichtweise.

Zudem ist zu beachten, dass die vier Quadranten unterschiedlich interpretiert werden können, je nachdem ob ein Übender eine mythische, rationale oder integrale (spirituelle) Weltsicht einnimmt.

Die vier Quadranten des Taiji

	Qualitative Innensicht **Yang**	**Quantitative Außensicht** **Yin**
Individuell **(Persönlich)**	Qualitativer Atem Aufmerksamkeit Loslassen Versenkung Innere Erfahrungen Ich	Quantitativer Atem Haltungsprinzipien Bewegungsprinzipien Push Hands-Prinzipien äußerlich sichtbar Es (Einzahl)
Kollektiv **(Gesellschaftlich)**	**Innere Werte und Normen** - Schüler/Lehrer/Gruppe - Die Gemeinschaft der Übenden - politisches Handeln Du/Wir	**Funktionelle Systeme** - Soziale Systeme - Ökologische Systeme - Ökonomische Systeme Es (Mehrzahl) oder Sie

Abb. 28: Die vier Quadranten des Taiji

Naturwissenschaftliche Aspekte

Zum tieferen integralen Verständnis von Meditation tragen auch die Erkenntnisse der neurowissenschaftlichen Forschung um die Prozesse im Gehirn bei – wie wir oben bereits gesehen haben - die durch

Meditation hervorgerufen werden; ebenso die Erkenntnisse der modernen Quantenphysik.

Die Neurowissenschaft (Gehirnforschung) bestätigt, so Heinz Hilbrecht, die Erfahrungen der alten Qigong- und Taiji-Meister: Meditation hat einen enormen Einfluss auf die Gehirnleistung und somit auf die individuelle Entwicklung, da sie u. a. Stress und Ängste abbaut. Die neurophysiologische Forschung deckt zudem Zusammenhänge zwischen Meditation, dem Gehirn und den Spiegelneuronen auf (Vorbildfunktion fortgeschrittener Schüler und des Meisters) und stellt unter anderem fest: In Gehirnzuständen, bei denen die Atmung sehr verlangsamt ist und die dem Tiefschlaf ähneln, entstehen Erfahrungen von Licht, Glanz, Leere und tiefer „Einheit mit allem".

In der äußeren Welt hat die Quantenphysik schon vor rund 80 Jahren entdeckt, dass auf der kleinsten Ebene (Welle und Teilchen oder Quantum) feste Materie, im Sinne unserer alltäglichen Erfahrung, nicht existiert. Materie ist also auf der kleinsten Ebene nicht aus Materie zusammengesetzt, sondern besteht, wie es der Atomphysiker Hans-Peter Dürr formuliert, aus Beziehungen, Formen und Gestalten, die sich nicht greifen lassen, aus Informationsfeldern, Führungsfeldern und Erwartungsfeldern, aus reiner Potentialität und Verbundenheit. Es scheint also im Großen (Makrokosmos) ähnlich zu sein wie im Kleinsten (Mikrokosmos): Mehr als 99 Prozent sind „leerer Raum". Nur etwa 1 Prozent besteht aus Wellen und Teilchen. Und ob etwas als Teilchen oder Welle in unserer Beobachtung erscheint, hängt vom Beobachter und seiner Versuchsanordnung ab. Objekt und beobachtendes Subjekt (der Wissenschaftler) sind also untrennbar miteinander verbunden. Das von Quantenphysikern beschriebene Phänomen der „Verschränkung" (Nichtlokalität der Teilchen, die durch Strings, „mehrdimensionale Fäden", verbunden sind) macht deutlich, dass in der Welt der kleinsten Quanten die alt bekannten physikalischen Gesetze nicht mehr gültig sind und wir auf rational nicht erklärbare (paradoxe) Phänomene stoßen.

Es scheint also parallele Erfahrungen von „Leerheit" zu geben: Leerheit hinter allen äußeren Erscheinungen (Quantenphysik), die Erfahrung von „Licht und Leere“ (Gehirnforschung) und innere Erfahrungen, die „Einheitserfahrung“, „Leere-” oder „Nichts-Erfahrung“ der alten Meister. Hans Peter Dürr (Quantenphysiker) bezeichnet Materie als „geronnenen Geist“. In der Leere oder dem Nichts ist, auf geheimnisvolle Weise, die Fülle des Lebens und die Materie enthalten.

Meditation und Alltag – ein umfassender lebenslanger Prozess

Je besser es gelingt, die bewusst werdenden Schattenaspekte immer wieder zu integrieren – (dies ist oft ein lebenslanger Prozess, ebenso wie der Weg der sitzenden und bewegten Meditation), desto integraler können die tieferen Zustände der Meditation mitten im Leben verwirklicht werden. Dies führt zu mehr Authentizität, zu mehr Wohlbefinden und Lebensglück. Menschen, die diesen Weg gehen, führen ein engagiertes Leben, das die innere Seite des Lebens, die spirituellen (Ich) und kulturellen (Wir) Aspekte, mit den äußeren Seiten, den sozialen und ökologischen Erfordernissen des persönlichen Lebens (Es), und mit den globalen Notwendigkeiten der Menschheit (Sie) in Einklang bringt. Integrale Entwicklung – angestoßen und ständig geübt mit sitzender und bewegter Meditation führt zu wachsender Bewusstheit – und wirkt sich auf alle Lebensbereiche aus: auf die Liebe zum Leben, auf die Liebe zum Lebenspartner oder zur Lebenspartnerin, auf die Liebe zu den am nächsten stehenden Menschen, auf die Liebe zu allen Menschen, auf die Liebe zur inneren und äußeren Natur und auf die Liebe zum ganzen Universum und damit auf die Liebe zu allem. Es ist eine Kunst, mit sitzender und bewegter Meditation das Leben integral zu gestalten. Die Übungen können uns trotz aller Widrigkeiten und Schattenseiten des Lebens zu innerem Glück und Erfüllung und zu der inneren Gewissheit führen: Die Welle ist das Meer (Ich bin Alles) und das Meer ist die Welle (Alles bin Ich). Alles Leben ist eins!

6.5 - Taiji im Einklang der Integralen spirituellen Philosophie

Die unten wiedergebebene Abbildung (Abb. 29) stellt den Versuch dar, Taiji und Integrale Spiritualität nach Wilber in Einklang zu bringen. Die „drei Gestalten allen Seins“: Hintergrund, Vordergrund und Einheit kommen darin zum Ausdruck:

Diese dreifache Gestalt allen Seins ist in allen großen Weltreligionen zu finden. (Die Dreiheit: Vordergrund und Hintergrund sind Eins, Aufsteigen und Absteigen sind Eins, Transzendenz und Immanenz sind Eins, Evolution und Involution sind Eins. Yin und Yang sind Eins im Dao.) Diese Einheit allen Lebens wird nur durch tiefe geistige Erfahrung wirklich erfasst. Dies wird auch im spirituellen Daoismus so gesehen, der ein tiefes Verständnis des Taiji prägt. Die rational ausgerichteten Theologen der Religionen, die diese Tiefe nicht erfahren haben, können diese Gemeinsamkeit nicht sehen. Dadurch entstehen die sehr unterschiedlichen und oft rechthaberischen Interpretationen der letzten Wirklichkeit.

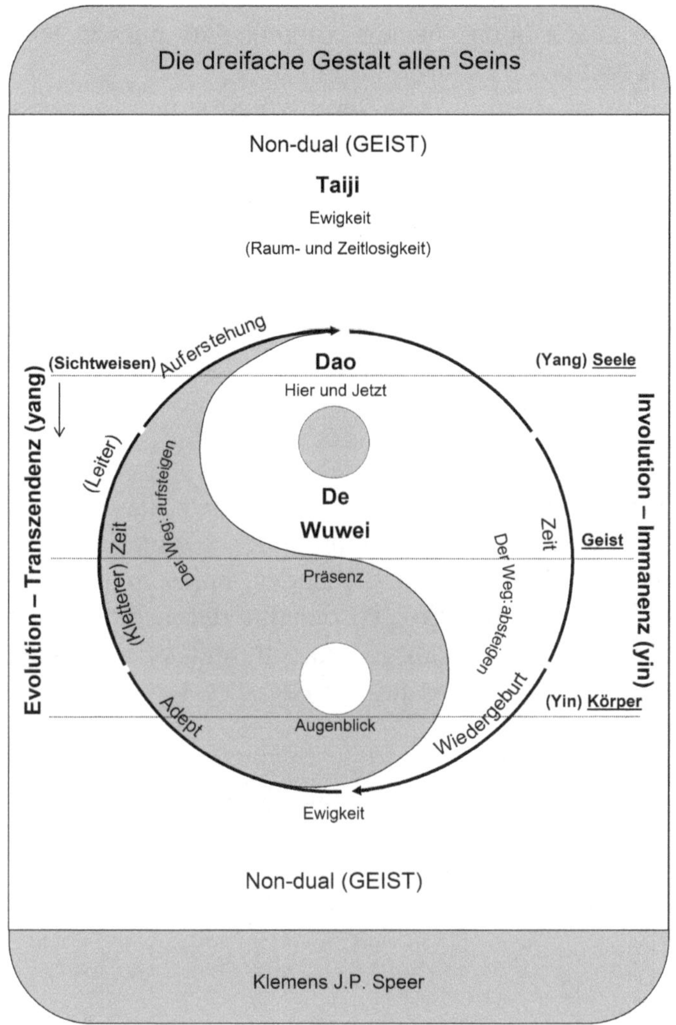

Abb. 29: Die dreifache Gestalt allen Seins

Der Hintergrund (Wu oder Wuji) im Taiji ist nach Wilber das leere Blatt Papier, das erforderlich ist, um überhaupt zweidimensional die Wahrnehmung der Welt abbilden zu können. Im Prozess der Evolution zur Transzendenz, zum Geist (Yang), auf der linken Seite, klettert der Adept auf den Stufen der Leiter zur Erkenntnis der Non-dualen Wirklichkeit „nach oben“ in den Himmel. Die non-duale Wirklichkeit ist ewig und daher raum- und zeitlos.

Gleichzeitig in einem Prozess von Involution und Immanenz ist der Hintergrund im Vordergrund ständig präsent und der Geist (Yin) steigt „nach unten“ auf der rechten Seite herab zu Erde. Der non-duale Geist wird also ständig, im Hier und Jetzt, in jedem Augenblick wiedergeboren.

Das Leben geschieht, wir können es nicht machen, so wie unser eigener Atem geschieht, ohne dass wir ihn ständig kontrollieren oder machen können. Handeln im Atemrhythmus heißt, handeln im Wu-wei, handeln ohne zu handeln, aus dem De, der Wirkkraft des Dao, verbunden mit dem Atemrhythmus.

Aus dieser knappen Beschreibung wird deutlich, dass das Yin-Yang-Symbol eine dynamische Beschreibung des Weltgeschehens im ganzen Kosmos ermöglicht, einen fließenden, einen rhythmisch wiederkehrenden, dynamischen Prozess, der nur durch die Erfahrung, die die Ratio überschreitet, wahrgenommen und verinnerlicht werden kann und daher rational nicht fassbar ist.

In der nachfolgenden Übersicht gibt es eine kurze Zusammenfassung der Aspekte, die unter einer integralen Philosophie nach Ken Wilber beim Üben des Taiji besonders wichtig sind:

Fünf wesentliche Aspekte

von Ganzheitlichkeit im Taiji - nach Ken Wilber

- Entwicklungszustände können trainiert werden
- Entwicklungsebenen müssen studiert werden, dafür ist Schattenarbeit sehr hilfreich
- Auf den Entwicklungsebenen: Mythos und Mystik klar unterscheiden
- Es gibt jeweils vier Perspektiven oder Sichtweisen: Innen/Außen und individuell/kulturell
- Zwischen Erfahrungs-Zuständen (oben links) und Stoffdichte (oben rechts) klar unterscheiden

Abb. 30: Fünf wesentliche Aspekte nach Ken Wilber

Abschließend kann gesagt werden, die integrale Lebensaufgabe ist: Lebe das Leben, so gut du kannst! Entwickle und entfalte deine Fähigkeiten in voller Tiefe zum Wohle des Ganzen! *Das Leben ist paradox! Wir wurden geboren, um zu sterben. Alles ist gut, so wie es ist, und alles ist gleichzeitig verbesserungsfähig!* Freue dich über die Wunder der Natur! Tanze dein Leben als eine Note in der Unendlichkeit der kosmischen Symphonie! Staune! Sei frei! Sei kreativ und schöpferisch! Liebe das Leben, die Welt und die Erde, wie eine schäumende Welle im Meer und trage für sie Mitverantwortung! Denn: Tanz und Tänzer sind eins, Ausatmen und Einatmen sind eins, Leben und Sterben sind eins. Es gibt nur das Eine, in dem alles Viele aufgehoben ist! Übe geduldig und entfalte dich, so kannst du es erfahren! - Jeder kann es erfahren! Der ganze Alltag wird dann zur Übung auf dem Marktplatz des Lebens. So werden wir zu einer Seite im großen Lexikon der Weisheit und des Mitgefühls und können sagen: Du (die Non-duale Lebenserfahrung) bist der große dunkle Schlaf, und ich bin der (kreative) Traum Deines wahren Lebens (mitten im Alltag)!

7 - Interview mit Willigis Jäger

Von Klemens J.P. Speer und Martina Binnig

Speer, Binnig (SB): Pater Willigis, Sie sind Zen-Meister der japanischen Sanbo Kyodan-Schule, katholischer Priester und Benediktiner und haben jahrzehntelang innerhalb des Benediktinerordens in Würzburg Kontemplation und Za-Zen unterrichtet. Rom hat Sie vor etwa drei Jahren mit einem Rede- und Auftrittsverbot gemaßregelt und der Benediktinerorden hat Sie „beurlaubt".

Stehen Sie noch auf dem Boden der Katholischen Kirche oder sind Sie nun zu den Esoterikern zu rechnen?

Pater Willigis (WJ): Ich fühle mich nach wie vor als Christ, aber meine Zen-Erfahrung hat auch meinem Christentum, meinem christlichen Selbstverständnis, eine neue Interpretation gegeben - die ich aber für absolut christlich halte, wenn sie auch vielleicht manchmal nicht unbedingt der Tradition entspricht.

SB: Sie leiten seit Ihrer Beurlaubung ein Zentrum für spirituelle Wege in Holzkirchen bei Würzburg, in dem neben christlicher Kontemplation und sakralem Tanz viele andere östlich geprägte spirituelle Wege angeboten werden, u.a. Za-Zen, Sufi-Mystik, Yoga, Taiji und Qigong, Ikebana und Teezeremonien usw.

Diese östlichen Übungswege stoßen bei uns einerseits auf wissenschaftliches Denken und ein durch christliche Werte geprägtes Umfeld, andererseits aber auf eine oft gedankenlose Leistungs-, Konsum- und Freizeitgesellschaft.

Sind die asiatischen Übungswege eins zu eins in die westliche Welt zu übersetzen?

WJ: Ich unterscheide hier sehr: Zen und christliche Mystik und Kontemplation - und die anderen Übungswege, die wir lehren. Diese eigentlichen spirituellen Wege wie Zen, Vipassana oder auch Dzogschen (das ist die Tibeter-Lehre) oder das Raja-Yoga, Krya-Yoga, Patanjali, was aus dem Hinduismus kommt, oder auch der Weg des Sufismus, der aus dem Islam kommt, - diese Wege haben alle die gleiche Grundstruktur. Es geht immer um eine Zurücknahme des Ich und der Ich-Aktivität, damit etwas aufscheinen kann, was da ist, was *hinter* aller Rationalität steht und *vor* allem ist, das aber durch die Ich-Aktivität ständig verdeckt wird. Alle wirklich spirituellen Wege versuchen, die Non-Dualität des Seins zu erfahren, d.h. immer, dass das Ich zurücktreten muss in diesem Augenblick, damit das Eine, das Non-Duale erfahren wird.

SB: Sie sind u.a. durch viele Bücher zum Thema „Neue Spiritualität im Westen" und durch Ihre Vorträge bekannt geworden und gelten als ein Vertreter eines erneuerten mystischen Denkens, das wissenschaftliche Erkenntnisse und religiöse Orientierung in Einklang bringt. In Ihrem Zentrum für spirituelle Wege werden auch Kurse und Seminare zu integraler Spiritualität angeboten.

Was verstehen Sie unter integraler Spiritualität?

WJ: Wie ich gerade schon gesagt habe: Dass die echten spirituellen Wege alle die gleiche Grundstruktur haben. Sie arbeiten mit einem Fokus. Der Fokus ist im Zen z.B. das Koan Mu, im Vipassana oft der Atem; er ist in den Yoga-Schulen oft das Om; er ist in der christlichen Meditation das Wort Jesu oder das Jesus-Gebet, und er ist bei den Sufis das Allah-Hu. Alle diese Wege arbeiten also mit einem Fokus, an dem das Ich sich festmachen soll, damit es aufhört herumzuschweifen. Die zweite Grundstruktur, die viele Wege haben, ist die Bewusstseinsentleerung: Ich nehme also nichts an, was im Bewusstsein auftaucht. Das nennen wir im Zen z.B. Shikantaza, wir nennen es in der christlichen Kontemplation "Schauen ins nackte Sein", wie die „Wolke des Nichtwissens" sagt, oder "reine Aufmerksamkeit", wie Johannes vom Kreuz sagt. Also für mich haben diese wirklich spirituellen Wege die gleiche Grundstruktur, und es geht immer darum, das Ich entweder zu binden, damit etwas Anderes aufwachen kann, oder den Schleier des Ich zurückzunehmen, damit das erfahrbar wird, was immer da ist, aber durch den Schleier der Ich-Aktivität ständig verdeckt wird.

SB: Bei uns im Westen werden zum Beispiel die körperorientierten Mediationspraktiken wie Taiji und Qigong oft unter unterschiedlichen Schwerpunkten unterrichtet. Dazu gehören sportliche, tänzerische, energetische, kämpferische und philosophische Gesichtspunkte, oder der Aspekt der Entspannung steht im Vordergrund.

Reicht es aus Ihrer Sicht als Zen-Meister aus, Taiji und Qigong unter einer dieser Perspektiven zu üben?

WJ: Ich meine, dass der Körper sowohl in der christlichen Mystik als auchh in manchen Zen-Richtungen vernachlässigt worden ist, während eigentlich die spirituellen Wege alle im Körper ansetzen. Sie setzen an bei der aufrechten Haltung, beim Atem, beim Tönen, beim ruhigen Gehen. Im Grunde genommen geht es wieder um den Fokus, der in diesem Fall sehr viel stärker in den Körper hinein verlagert wird. Während die christliche Mystik und manchmal auch das Zen den Körper vernachlässigt hat, entdecken wir heute wieder, dass der Körper der Ausgangspunkt für Spiritualität ist. Wir haben z.B. in unserem Haus "Benediktushof" sogar Kurse "Jogging und Spiritualität", also Laufen und Spiritualität. Oder wir haben Kurse "Psychologie, Psychotherapie und Spiritualität". Oder auch "Philosophie und Spiritualität". Es geht also im Grunde genommen darum, die spirituellen Wege in den Alltag zu führen. Wie wir sagen: Der Zen-Weg endet auf dem Marktplatz. Oder wie Joseph Beuys sagt: Das Mysterium spielt im Hauptbahnhof. Es geht also im Grunde in den spirituellen Wegen um eine Rückkehr in den Alltag, um eine Rückkehr ins Leben, wo sich die Erfahrungen, die ich gemacht habe, dann bewähren sollen.

SB: Sie gehören der japanische Sanbo Kyodan-Schule an, die Sie zum Zen-Meister ernannt hat. In dieser Schule gibt es klare Spielregeln für eine Anerkennung als Lehrer oder Meister. Beim Taiji und Qigong zum Beispiel kommen aus China viele angebliche oder tatsächliche Meister, Großmeister und Altmeister zu uns, um ihre Erfahrungen und ihre Lehre weiterzugeben. Für Schüler ist es oft schwierig einzuschätzen, welche Lehrer wirklich authentische integrale Spiritualität vermitteln, die uns im Westen tatsächlich weiterhilft, und so wandern sie dann von einem Lehrer zum anderen.

Welche Bedeutung kommt nach Ihrer Erfahrung einem Meister-Schüler-Verhältnis auch beim Erlernen etwa eines Taiji- oder Qigong-Weges zu?

WJ: Wir haben ein böses Wort im Zen, das lautet: Der Meister hat die Schüler, die er verdient, und der Schüler hat den Meister, den er verdient. Es ist tatsächlich so, dass ich eine gewisse Erfahrung mitbringen muss, um einen Meister auch einschätzen zu können. Und es ist dann jedem überlassen: Ein Meister selber sucht nie nach Schülern. Die Schüler kommen zum Meister, nicht umgekehrt. Und der Meister ist für mich so etwas wie ein Bergführer. Er war auf dem Gipfel, er kennt den Weg, er kennt die Gefahren beim Aufstieg, er kann dem Schüler helfen, den Gipfel zu erreichen. Aber gehen muss der Schüler selber. Oder ich könnte auch sagen: Der Meister ist so etwas wie eine Hebamme. Sie hilft dem Schüler, *sein* Kind zu gebären. Im Zen und auch in der christlichen Kontemplation kennen wir eigentlich diese Verehrung, die oft einem Guru entgegengebracht wird, nicht. Im Gegenteil: Es ist ein Zusammenleben mit dem Meister bei uns üblich. Man kennt alle seine Schwächen, seine Macken und Fehler, und weiß trotzdem, dass er etwas zu bieten hat und etwas zu sagen hat und zu helfen hat. Und das ist nun die Frage, ob der Schüler das wirklich erkennt und sich dem Meister anvertraut, oder ob er meint, das war es nicht. Aber entscheidend ist, dass er eine Zeit lang zu diesem Meister kommt. Es geht nicht an, dass man einfach ständig von einem Meister zum anderen rennt - so wie ich auch nicht von einem Therapeuten zum anderen renne, sondern bei einem bleibe. Die Kontinuität spielt also eine große Rolle.

SB: In alten daoistischen Texten und bei Vorträgen chinesischer Meister ist oft eine wunderliche Mischung aus Magie, mythischen Geschichten, rationaler Philosophie und selten auch mystischen Erfahrungen zu finden.

Manche chinesische Taiji- und Qigong-Meister haben zudem etwas Überhebliches, das sich zum Beispiel in ihrer Zurschaustellung von Titeln, in einer herablassenden Haltung gegenüber ihren Schülern oder Zuhörern äußert, oder sie verlangen überzogene Honorare für Einzelbehandlungen und umgeben sich mit der Aura der Vollkommenheit.

Verträgt sich eine zeitgemäße authentische Spiritualität mit solchen Eigenschaften und dem Inhalt dieser alten Texte?

WJ: Der Schüler muss selber entscheiden: In dem Moment, wo es einem Meister um Geld geht, ist er ganz sicherlich nicht der Meister, den der Schüler braucht. Auch in dem Moment, wo der Meister sich hochspielt, sich in irgendeiner Form herausstellt, dann fehlt ihm das, was zu einem Meister ganz wesentlich gehört: das ist eine Portion Demut. Demut nicht im Sinne von Unterwürfigkeit, sondern Demut, dass er sich selber richtig einschätzt und dass er in dieser Einschätzung auch den Andern begleiten kann. Zu dieser Demut gehört aber auch ein innerer Auftrag, das, was ich erfahren habe, weiterzugeben. Aber da geht es wieder um den Menschen, und es geht nicht um das Verdienst, es geht nicht um das Ansehen. Das Anliegen ist, dem Anderen zu helfen. Das ist für mich das Entscheidende, und in der Esoterik-Szene gibt es natürlich heute sehr viele selbst ernannte Meister. Darum lege ich Wert darauf, dass man in einer *echten* Tradition bleibt und von dieser Tradition auch eine Beauftragung bekommt.

Pater Willigis wir, danken Ihnen für das Gespräch!

Osnabrück, den 21.2.2006

Nachwort und Danksagung

2012, die T'ai Chi-Lehrer-Abschluss-Gruppe im Haus Ohrbeck in Holzhausen bei Osnabrück. Melitta van der Vliet-Fuchs steht vor der Gruppe, die eines ihrer Abschlusswochenenden vor sich hat. Sie soll ihr Referat zu den „Gemeinsamkeiten und Unterschieden der Weltreligionen" vortragen, das sie sehr gründlich - und mit anschaulichem Bildmaterial und Musik - vorbereitet hat. Melitta, der zierlichen Frau, merkt man eine anfängliche Unruhe und leichte Nervosität an.

Ihr Lehrer hat in den Gesprächen am Rande der Gruppe mitbekommen, dass sie zum Referat auch eine Bewegungssequenz entwickelt hat.

Melitta, hält sich noch vorsichtig an ihrem vorbereiteten Papier fest und will dann mit ihrem Referat beginnen. Sie hebt an zu sprechen. Da kommt ihrem Lehrer der spontane Impuls, sie nach der neuen Bewegungssequenz zu fragen - und er unterbricht sie mitten im Satz.

Von dem, was nun geschah, wurde die ganze Gruppe und auch ihr Lehrer ganz in ihren Bann gezogen. Melitta, die sonst so zurückhaltende, vorsichtige und leise wirkende Frau, beginnt zu berichten, vergisst ihr Referat - und hält einen halbstündigen, feurigen, begeisternden und für alle mitreißenden Vortrag über die Entstehungsgeschichte der Bewegungssequenz zum „Vaterunser", das sie sehr spontan entwickelt und mit der ganzen Kirchengemeinde eingeübt hat und zu dem sich - wie vom Himmel gefallen - genau die richtige Musik, zum richtigen Zeitpunkt einstellt, so dass der ganzen Kirchengemeinde ein Schauer über den Rücken läuft.

Alle Mitglieder der T'ai Chi-Ausbildungsgruppe waren so sehr inspiriert von diesem Vortrag, dass sie sogleich Melitta fragten, ob sie diese Sequenz vorführen und anleiten könne - und zu der sich gleich alle mitbewegen wollten. Genau das geschah dann auch.

Als zum Schluss hin, alle wieder in Ruhe ihre Plätze eingenommen hatten, entstand ein langer intensiver Moment von Stille.

Nach einer ganzen Weile, die dem Lehrer wie eine Ewigkeit vorkam, fragte Melitta in die Gruppe und zum Lehrer, ob sie nun noch ihr Referat vortragen solle.

Der Lehrer verneinte die Frage und sagte zu Melitta: „Das war viel mehr als ein Referat, das war eine ganz tiefe Erfahrung für alle, die Deinen spontanen Vortrag und Deine Bewegungen dazu erlebt haben! Deine Aufgabe ist mehr als erfüllt. Es reicht aus, wenn Du Dein Referat in Kopie an alle verteilst."

Schon damals war mir klar, dass aus diesem Aufsatz Melittas über die Weltreligionen und ihrer Bewegungssequenz, die sie später „Zwischen Himmel und Erde" nannte, ein Buch entstehen müsste. Diese Auffassung wurde noch verstärkt, indem ich später einmal erlebte, mit wie viel Feuer, innerer Begeisterung und Selbstergriffenheit Melitta einer Gruppe die Bewegungen zum „Vaterunser" nahebrachte. Inspiriert war sie dabei von einem daoistischen energetischen Verständnis und ihren Einsichten zu einem tieferen spirituellen Sinn der Übungen und des Vaterunsers.

Über die Jahre war ich dann immer wieder mit eigenen Buch-Projekten beschäftigt, blieb jedoch auch am Ball mit meinem Gedanken, Melitta darin zu unterstützen, ihr Referat, ihre Erfahrungen mit dem Unterrichten und die Bewegungssequenz, in einem Buch festzuhalten und zu veröffentlichen. So entstand zunächst ein Video und später erste schriftliche Aufzeichnungen. Melitta begann, ihr Referat noch einmal zu überarbeiten und für eine Buchform anzupassen. Sie bestand jedoch immer wieder darauf, dass ich doch das Buch selbst schreiben solle, da mir doch ganz offensichtlich das Schreiben leichter fallen würde als ihr. Je mehr wir miteinander ins Gespräch kamen, je mehr entwickelte sich auch für Melitta ein Bild davon, wie ein Buch, egal ob ein eigenes, ein gemeinsames oder über mich als Herausgeber, wohl aussehen könnte und so begannen wir uns gemeinsam vorwärts zu hangeln.

Und nun liegt das Buch fertig vor uns: Es war mir eine große Freude, als ich feststellte, dass es drei Beiträge von mir gab, die ich für ein gemeinsames Buch nur überarbeiten und anpassen brauchte. Das hat mich dann selbst sehr inspiriert, dies auch umzusetzen. So stammen nun drei Absätze von Melitta und drei Absätze von mir, so dass sich fast wie von selbst ein *gemeinsames* Buch ergeben hat. Zudem rundet ein Interview von Willigis Jäger, das sehr gut zum Thema passt, unsere Ausführungen ab. Das Interview wurde schon vor längerer Zeit geführt, konnte jedoch damals nicht veröffentlicht werden.

Nun bleibt nur noch Dank zu sagen: In erster Linie Melitta selbst, die sich in die „Niederungen und die Mühen“ begeben hat, die ich gern „Buchstaben sortieren“ nenne. Und ich denke, ihr Beitrag ist gelungen. Alle Gespräche zum Buch, die wir meist telefonisch geführt haben, waren für mich immer sehr inspirierend und motivierend, am Thema weiter zu arbeiten. Ich bewundere Melittas Geduld mit mir und ihren Einsatz für die Entstehung des Buches. Großer Dank geht auch an Ihren Mann, Arrie van der Vliet, der mit großem Einfühlungsvermögen alle „engelsgleichen Piktogramme“ am Computer gezeichnet, immer wieder angepasst und überarbeitet hat. Großer Dank geht auch an die T'ai Chi-Kursleiterin Angela Magr für das Lesen, die Korrekturen und kritischen Hinweise zum Text und zu den Übungsanweisungen. Weiterer Dank geht an eine Freundin von Melitta, die sich als T'ai Chi-Unerfahrene vor allem auf das Verständnis der Übungsbeschreibungen konzentriert hat und an meine Frau, Kim Susann Lühmann, die das fertig gesetzte Manuskript noch einmal Korrektur gelesen hat.

Osnabrück, den 19.2.2019
Klemens J. P. Speer

Zitatenverzeichnis

Einleitung
[1] Habermas, 1985

Kapitel 1
[1] Speer, Taiji Einswerden mit dem Sein in: Publikforum 17/2005. Vgl. Speer, Von der Welle getragen, S. 34

Kapitel 2
[1] EEK, S. 145
[2] Ebenda, S. 870
[3] Ebenda, S. 154
[4] Taizé, Bibeleinführungen, S. 87
[5] Speer, Von der Welle getragen, S. 39
[6] Yiging, §5, S. 219
[7] Ebenda, §5, S. 219
[8] Darga, S. 30
[9] Anders, S. 164
[10] Neiye in Darga S. 33
[11] Anders, S. 39
[12] Armstrong, Charter for Compassion
[13] Speer, Zen und Kontemplation, S. 93
[14] Ebenda, S. 94ff
[15] Vgl. Kobayashi, Einswerden mit dem Tao, S. 50
[16] Kobayashi, Der Weg des T'ai Chi Ch'uan, S. 77
[17] Wilber, zitiert in Speer, Dem Lauf des Wassers folgen, S. 138
[18] Dalai Lama, zitiert in Alt, Flüchtling, S. 147
[19] Vgl. Speer, Von der Quelle zum Meer, S. 13
[20] Grün, Mystik, S. 10
[21] Vgl. Bock-Möbius, S. 44ff
[22] Meister Eckhart, zitiert in Grün, Mystik, S. 51
[23] Grün, Mystik, S. 110
[24] Bugental, zitiert in Grün, Mystik, S. 95ff
[25] Wilber, Mut und Gnade, S. 213

[26] Küstenmacher, S. 248
[27] Vgl. Speer, Spiritualität, S. 171
[28] Hillesum, Das denkende Herz
[29] Jäger, Publikforum
[30] Speer, Spiritualität, S. 174
[31] Ebenda, S. 169
[32] Vgl. Darga, S. 239
[33] Bock-Möbius, S. 44
[34] Montessori, S. 130
[35] Ebenda, S.142
[36] Van den Boom, "De verwondering"
[37] Speer, Spiritualität, S. 188
[38] Ebenda, S. 187,188

Kapitel 3
[1] Schmid, s. 110
[2] Hoff, S. 70
[3] Po-Tuan, S. 43
[4] Ebenda, S. 43-45
[5] Feng, Vers EINS
[6] Kopp, S. 1
[7] Kobayashi, Einswerden mit dem Tao, S. 59-61
[8] Kobayashi, Der Weg des T'ai Chi Ch'uan, S. 93

Kapitel 4
[1] Grimm. S. 51
[2] Vgl. Dürckheim, in Grün, Körpergebärde, S. 25ff
[3] Vgl. Speer, Von der Welle getragen, S.65-72
[4] Kobayashi, Der Weg des T'ai Chi Ch'uan, S. 42ff
[5] Vgl. Schmid-Neuhaus, VHS-Handbuch, S. 68
[6] Vgl. Schmid-Neuhaus, VHS-Kursbuch, S. 12-13
[7] siehe www.ganzmenschsein.de
[8] Vgl. Schmid-Neuhaus, VHS-Kursbuch, S. 102
[9] Jäger, Kontemplation, S. 136
[10] Ebenda, S. 141
[11] Ebenda, S. 144

[12] Ebenda, S. 147
[13] Moegling, S. 131ff
[14] Für die Akupunkturpunkte siehe Internetseite: https://tcmpoint-s.com/de/
[15] Vgl. Moegling, S.140
[16] Moegling, Klaus, Tai Chi Chuan
[17] Reik, Barbara, Tai Chi für Senioren
[19] Speer, Spiritualität, S. 40ff
[18] Speer, Global sehen integral Handeln, S. 233
[20] Vgl. Rousseau, S. 92ff
[21] Siehe „Revolution mit 70 000 Kerzen", Westfälische Nachrichten, https://www.wn.de/Archiv/2009/05/1989-Revolution-mit-70-000-Kerzen-Montagsdemos-in-Leipzig
[22] Gandhi, Aurun, S. 15
[23] Gandhi, Mahatma, S. 82
[24] Vgl. Speer, Zen und Kontemplation, S. 103
[25] Jäger, Was ist gelebte Spiritualität? S. 17
[26] Speer, Quelle, S. 85
[27] Fischer, S. 7
[28] Darga, S. 110
[29] Schmid-Neuhaus, VHS-Handbuch S. 68
[30] Bonhoeffer, Ethik, S. 255
[31] Speer, Taiji Einswerden mit dem Sein in: Publikforum 17/2005
[32] Vgl. Speer, Quelle, S. 69-74
[33] Vgl. Speer, Quelle, S. 35-61
[34] Speer, Quelle, S.85
[35] Vgl. Speer, Quelle, S. 69-81

Literaturverzeichnis

Alt, Franz, Flüchtling - Jesus, der Dalai Lama und andere Vertriebene, Wie Heimatlose unser Land bereichern, Gütersloher Verlagshaus, Gütersloh 2016.

Anders, Frieder, Taichi, Chinas lebendige Weisheit - Grundlagen der fernöstlichen Bewegungskunst, Wilhelm Heyne Verlag, München 2001.

Armstrong, Karen, Charter for Compassion, http://charterforcompassion.org, 2009.

Bibel, Die Bibel: Altes und Neues Testament – Einheitsübersetzung, Herder, Freiburg im Br. 1980.

Bock-Möbius, Imke, Qigong meets Quantenphysik. Das Prinzip Einheit Leben, Windpferd, Oberstdorf 2010.

Bonhoeffer, Dietrich (Bethge, Eberhard Hrsg.), Ethik, Kaiser Verlag, D-83059 Kolbermoor 1975.

Cleary, Thomas, Das Geheimnis der goldenen Blüte, Das klassische Meditationshandbuch des Taoismus, Aurinia Verlag, 2. Auflage 2013.

Darga, Martina, Fasten des Herzens - Das Weisheitsbuch des Daoismus, Knaur, München 2010.

Douglas-Klotz, Neil, Das Vaterunser, Meditationen und Körperübungen zum kosmischen Jesusgebet, Knaur, München 1992.

Dschuang Dsi, (Zhuangzi), Das wahre Buch vom südlichen Blütenland, Anaconda-Verlag, Köln 2011.

Eckhart, Meister, Mystische Schriften. Insel-Verlag, Frankfurt am Main 1991.

EEK, Evangelischer Erwachsenenkatechismus, Div. Autoren, Gütersloher Verlagshaus, Gütersloh 2010.

Feldmann, Christian, Frère Roger, Taizé - Gelebtes Vertrauen, Herder, Freiburg im Br. 2006.

Feng, Gia-Fu und Jane English, Lao Tse, Tao Te King, Hay House, Carlsbad, USA, 5. Überarbeitete Auflage 1986.

Fischer, Theo, Wu wei – Die Lebenskunst des Tao, Rowohlt Verlag, Reinbek bei Hamburg 2003.

Roger, Frère, Taizé, Aufbruch ins Ungeahnte, Herder, Freiburg im Br. 1977.

Gandhi, Arun, Wut ist ein Geschenk - Das Vermächtnis meines Großvaters Mahatma Gandhi, Dumont Buchverlag Köln 2017.

Gandhi, Mahatma, Worte des Friedens, Herder, Freiburg im Br. 1984.

Grimm, Beatrice und Willigis Jäger, Der Himmel in dir - Einübung ins Körpergebet, Kösel-Verlag, Kempten 2009.

Grof, Stanislav, Kosmos und Psyche, Wolfgang Krüger Verlag, 1997.

Grün, Anselm, Mystik - Den inneren Raum entdecken, Herder, Freiburg im Br. 2011.

Grün, Anselm, Vaterunser, Vier-Türme Verlag, Münsterschwarzach 2009.

Grün, Anselm und Michael Reepen, Gebetsgebärden, Vier-Türme Verlag, Münsterschwarzach 2008.

Habermas, Jürgen, Die Neue Unübersichtlichkeit, Suhrkamp, Frankfurt am Main 1985.

Hillesum, Etty, Das denkende Herz: Die Tagebücher von Etty Hillesum, 1941-1943, Rowohlt Verlag, Reinbek bei Hamburg 1985.

Hoff, Benjamin, Tao Te Puh, Synthesis Verlag, Essen 1984.

Jäger, Willigis, Das Ewige im Jetzt erfahren, in Publikforum, nr. 04, Jahrgang 2004.

Jäger, Willigis, Kontemplation – ein spiritueller Weg, Kreuzverlag, Freiburg 2010.

Jäger, Willigis, Was ist gelebte Spiritualität? In: Endlich Ruhe, Benediktushof, Holzkirchen 2011.

Jäger, Willigis, Zölls, Doris u. Poraj, Alexander, Zen im 21. Jahrhundert, Kamphausen Verlag, Bielefeld, 2012.

Kabat-Zinn, Jon, Im Alltag Ruhe finden: Meditationen für ein gelassenes Leben, Fischer Verlag, Frankfurt am Main 2009.

Kobayashi, Toyo und Petra, T'ai Chi Ch'uan - Einswerden mit dem Tao, Hugendubel, München 2000.

Kobayashi. Petra, Der Weg des T'ai Chi Ch'uan, Hugendubel, München 2001.

Kopp, Wolfgang, Lao-Tse, Tao-Te-King, Das heilige Buch vom Tao und der wahren Tugend, Ansata Verlag, München, 3. Auflage 1994.

Küstenmacher, Marion, u.a., Gott 9.0, Gütersloher Verlagshaus, Gütersloh 2013.

Kuntz-Veit, Regine, Frère Roger - Die Güte des Herzens: Begegnungen der Versöhnung durch die Gemeinschaft von Taizé, Kreuz-Verlag, Stuttgart 2007.

Lehnert, Christian u. Manfred Schnelle, Die heilende Kraft der reinen Gebärde, Gespräche über liturgische Präsenz, Evangelische Verlagsanstalt, Leipzig 2016.

Moegling, Klaus, Tai Chi Chuan, Die chinesische Bewegungsmeditation: Ein Lehrbuch für Anfänger und Fortgeschrittene, Goldmann Verlag, München 1994.

Montessori, Maria, Kinder sind anders, Verlag Ullstein, Frankfurt am Main 1980.

Montessori, Mario, Erziehung zum Menschen, Montessori-Pädagogik heute, Fischer Verlag, Frankfurt am Main 1984.

Po-Tuan, Chang, Das Geheimnis des Goldenen Elixiers, O.W. Barth-Verlag, München 1. Auflage 1990.

Reik, Barbara, Tai Chi für Senioren, Mankau Verlag, D-82413 Murnau 2009.

Rousseau, Ralf, Das, was wir liebevoll berühren, kann sich verändern. In: Endlich Ruhe, Benediktushof, Holzkirchen 2011.

Schmid, Georg, Die Mystik der Weltreligionen, Kreuz Verlag, Stuttgart 1990.

Schmid-Neuhaus, B. u.a., Qigong, Akupressur & Selbstmassage – Kursbuch, Klett-Verlag, Stuttgart 2001.

Schmid-Neuhaus, B. u.a., Qigong, Akupressur & Selbstmassage - Handbuch, Klett-Verlag, Stuttgart 2001.

Speer, Klemens J.P., Global sehen integral handeln, Institut für T'ai Chi Chuan und meditative Energiearbeit, Osnabrück 2005.

Speer, Klemens J.P., Artikel/Vorträge zur stillen und bewegten Mediation, 2005 - 2011.

Speer, Klemens J.P., Zen und Kontemplation, Sitzen in Stille als geistiger Übungs- und Lebensweg, Versunken im Ozean der Stille, Lotus-Press Verlag, Lohne 2014.

Speer, Klemens J.P., Taijiquan und Qigong, Meditation in Bewegung als Übungs- und Lebensweg, Von der Welle getragen, Lotus-Press Verlag, Lohne 2014.
Speer, Klemens J.P., Taijiquan und Qigong, Jeder Schritt im Dao zeigt den Sinn, Dem Lauf des Wassers folgen, Lotus-Press Verlag, Lohne 2014.
Speer, Klemens J.P., Taijiquan und Qigong, Vom Lernen und Lehren eines Übungs- und Lebenswegs, Von der Quelle zum Meer, Lotus-Press Verlag, Lohne 2015.
Speer, Klemens J.P., Spiritualität, Die Übungswege als Motor der Entwicklung, Der Entfaltung des Lebens Raum lassen, Lotus-Press Verlag, Lohne 2016.
Speer, Klemens J.P., Einswerden mit dem Sein, in Publikforum 17/2005.
Tao te king (Daodejing), Laotse, Das Buch vom Sinn und Leben, Anaconda Verlag, Köln 2010.
Taizé, Auf deine Liebe vertraue ich. Bibeleinführungen, Herder, Freiburg im Br. 2007.
Tolle, Eckhart, Jetzt!, Ackerman Verlag, München 2004.
Van den Boom, Emmi, Samen gaan voor de aarde, Zeitschrift "De verwondering", maart 2019.
Wikipedia, Verschiedene Wikipedia-Seiten zu zentralen Begriffen wie z.B. Weltreligionen und Mystik.
Wilber, Ken, Ganzheitlich handeln - Eine integrale Vision für Wirtschaft, Politik, Wissenschaft und Spiritualität, Arbor Verlag, 2001.
Wilber, Ken, Integrale Psychologie - Geist, Bewusstsein, Psychologie, Therapie, Abor Verlag, 2001.
Wilber, Ken, Mut und Gnade, Goldmann Verlag, München 1996.
Wilber, Ken, Integrale Meditation - WACHSEN, ERWACHEN UND INNERLICH FREI WERDEN, O.W. BARTH Verlag 2017.
Wilber, Ken, u. Terry Patten, Adam Leonard, Marco Morelli, Integrale Lebenspraxis - körperliche Gesundheit, emotionale Balance, geistige Klarheit, spirituelles Erwachen - ein Übungsbuch, Kösel Verlag 2010.

Yiging, Das Buch der Wandlungen, Texte und Materialien, Übers. R. Wilhelm, Düsseldorf und Köln 1923.

Zhuangzi, Das Buch der Spontanität - Über den Nutzen der Nutzlosigkeit und die Kultur der Langsamkeit - Das klassische Buch daoistischer Weisheit, Windpferd Verlag, 2. Auflage 2013.

Bildnachweis

Die Bilder stammen aus verschiedenen Quellen im Internet. Die meisten Bilder dürfen frei übernommen werden. Andere unterliegen der Creative Commons Lizenz (siehe: https://creativecommons.org/)

Die Bilder kommen u.a. von folgenden Internetseiten:

- *https://www.flickr.com*
- *https://www.wikimedia.org*
- *https://pxhere.com*

Folgende Bilder erfordern eine Quellenangabe:

Collage Judentum:

- Tanzende Männer: Von shlomi kakon Pikiwiki Israel, CC BY 2.5, *https://commons.wikimedia.org/w/index.php?curid=42529379*
- Betender Mann: By David Shankbone - Own work, CC BY 3.0, *https://commons.wikimedia.org/w/index.php?curid=6320335*

Collage Islam:

- Derwisch: By Schorle - Own work, CC BY-SA 3.0, *https://commons.wikimedia.org/w/index.php?curid=2983540*

Collage Hinduismus:

- Frauenhand: *designed by Rawpixel.com - Freepik.com*

Collage Buddhismus:

- Liegender Mönch: *By Wonderlane, CC BY 2.0 https://www.flickr.com/photos/wonderlane/6156023833*
- Buddhabild: *By Purshi - Own work, CC BY-SA 3.0, https://commons.wikimedia.org/w/index.php?curid=9827197*

- Sitzender Mönch: *Von ผู้สร้างสรรค์ - Eigenes Werk, CC BY 3.0, https://commons.wikimedia.org/w/index.php?curid=11750152*
- Tänzerin: *CC0 Public Domain https://www.maxpixel.net/photo-1807516*

Collage Daoismus:

- Drei Priester: *By Thomas Berg - Flickr page, CC BY-SA 2.0, https://commons.wikimedia.org/w/index.php?curid=42619971*
- TaiChi im Park: *By Pagodashophouse - Own work, CC BY-SA 3.0, https://commons.wikimedia.org/w/index.php?curid=19065124*
- Laotse verlässt China: *By Kosugi Hōan - Catalogue, Public Domain, https://commons.wikimedia.org/w/index.php?curid=53780468*

Abbildungsverzeichnis

Autorenportraits

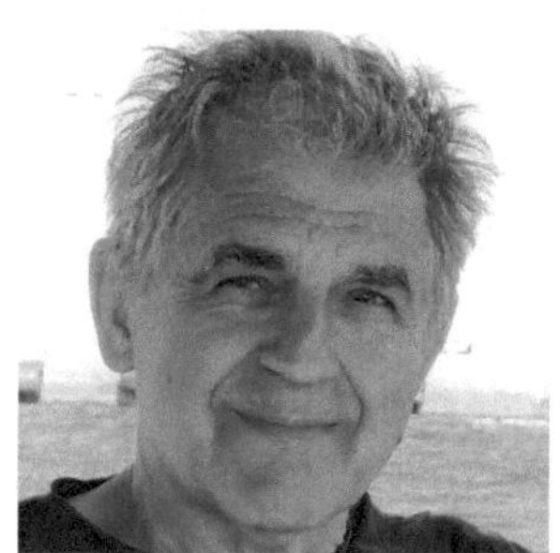

Klemens J.P. Speer:

Klemens Speer, Jahrgang 1949, ist Zen-Lehrer in der Tradition von Willigis Jäger, T'ai Chi-Lehrer und –Ausbilder im DDQT (Deutscher Dachverband für Qigong und Taijiquan) und Qigong-Lehrer im T'ai Chi-Netzwerk. Seit 1982 ist er auf dem spirituellen Weg mit Meditation, Taijiquan und Qigong. Seit 1989 eigene Unterrichtstätigkeit mit Taijiquan und Meditation und ab 1998 leitet er Ausbildungen, die bis zum T'ai Chi-Kursleiter und –Lehrer-Abschluss führen können. Er ist Autor von Büchern über Zen, Taijiquan, Qigong und Spiritualität und über seine Nahtod-Erfahrung, die er im Alter von 21 Jahren bei einem schweren Autounfall hatte.

In seinen Schriften reflektiert und verbindet er östliche und westliche Weisheit (Zen, Kontemplation, Taijiquan und Qigong) mit den Erkenntnissen der westlichen Wissenschaft und der Integralen spirituellen Philosophie Ken Wilbers.

Klemens Speer ist Dipl. Betriebswirt und Dipl. Ingenieur und hat zuvor als Geschäftsführer einer kleinen Firma gearbeitet und als Management-Trainer in Seminaren für Teams und Einzelpersonen Visions- und Zielentwicklungen angeleitet.

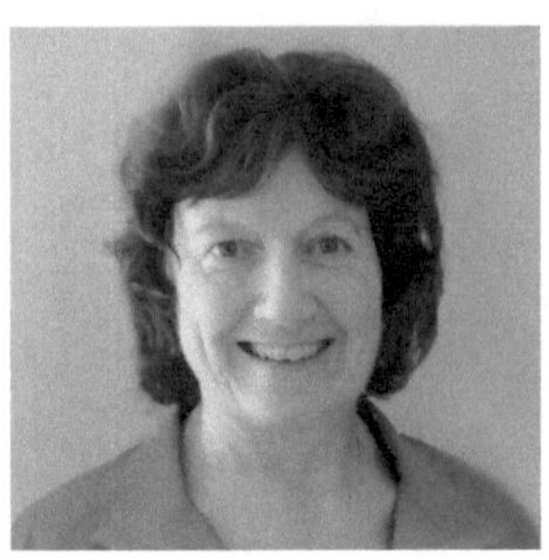

Melitta van der Vliet-Fuchs:

Jahrgang 1955. Ausgebildet als Grundschullehrerin in Deutschland und im Bereich der Montessori-Pädagogik und Musikerziehung in den Niederlanden. Taiji-Kursleiterin seit 2007 und Taiji-Lehrerin. Unterrichtstätigkeit ab 2010. Fortbildungen zu Taiji, Taijiquan, Qigong, Kinder-Taiji und Taiji für Rollstuhlfahrer (Sitzform).

Sie fühlt sich verbunden mit der Spiritualität der ökumenischen Gemeinschaft von Taizé und engagiert sich in Kirchenarbeit. Sie versucht, eine Brücke zu schlagen zwischen christlicher Spiritualität und daoistischer Philosophie und bewegter Meditation.

Auch von Klemens J.P. Speer

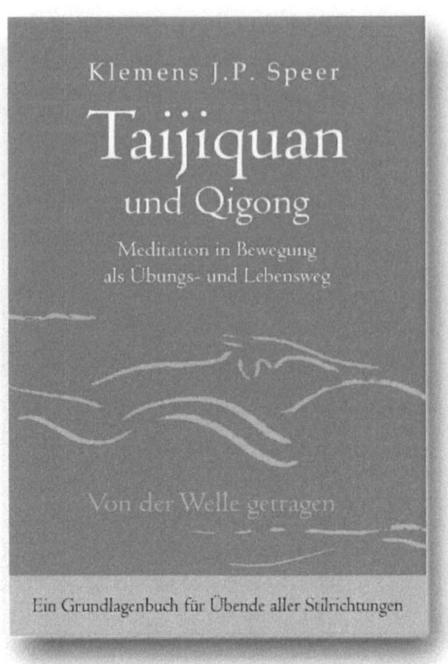

Klemens J.P. Speer

Taijiquan und Qigong - Meditation in Bewegung als Übungs- und Lebensweg

Von der Welle getragen - ein Grundlagenbuch für Übende aller Stilrichtungen

Taiji (Taijiquan und Qigong) als Übungsweg führt über Körpertraining und Energiewahrnehmung hinaus zur Erfahrung des Einsseins mit dem Dao. Die Wahrnehmung von Körper, Energie und Geist fallen in dieser Erfahrung der Wirklichkeit in Eins zusammen. Dieses Grundlagenbuch vermittelt auf dem Fundament der daoistischen Tradition ein modernes Verständnis, wie Menschen im 21. Jahrhundert Taiji für ihre eigene Entwicklung nutzen können und gibt Hinweise, wie Qigong und Taijiquan so geübt werden können, dass diese Ebene der Allverbundenheit erfahrbar wird und das Leben verwandelt. Wichtige Basisfragen wie die Rolle von Musik, das Energieverständnis, die innere und äußere Erfahrungswelt der Haltungs- und Bewegungsprinzipien beim Üben und deren Wirkungen werden geklärt.

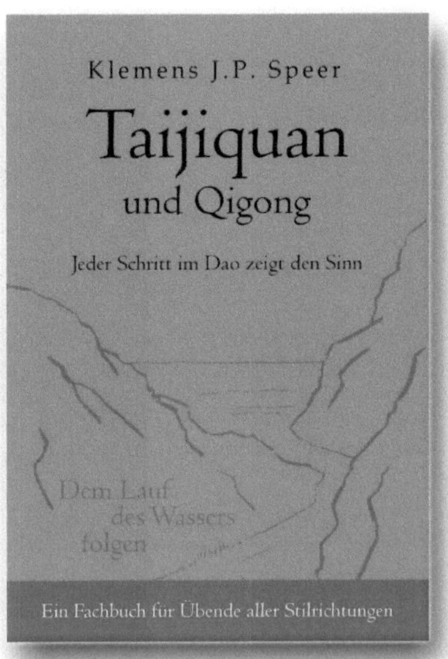

Klemens J.P. Speer

Taijiquan und Qigong - Jeder Schritt im Dao zeigt den Sinn

Dem Lauf des Wassers folgen - ein Fachbuch für Übende aller Stilrichtungen

Taiji (Qigong und Taijiquan) als Lebensweg führt in die tiefe Erfahrung von Verbundenheit von Körper, Energie und Geist, zum Einssein mit dem Dao, zur Wahrnehmung von Allverbundenheit. Ausgehend von den alten daoistischen Traditionen und dem bereits 2014 erschienenen Grundlagenbuch, vermittelt dieses Fachbuch ein modernes Verständnis für Menschen im 21. Jahrhundert. Eine besondere Rolle spielt dabei die Verbindung von bewegter und sitzender Meditation. Die innere Entwicklung des Übenden über verschiedene Entwicklungszustände, Taiji und Kampfkunst, Taiji im Management und Taiji und der Hintergrund des Übens in der westlichen Kultur werden fachkundig vermittelt.

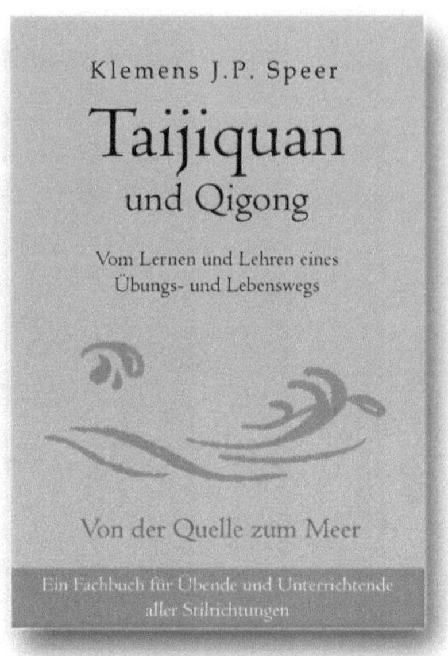

Klemens J.P. Speer

Taijiquan und Qigong: Vom Lernen und Lehren eines Übungs- und Lebenswegs

Von der Quelle zum Meer - ein Fachbuch für Übende und Unterrichtende aller Stilrichtungen

Von der Quelle zum Meer - ein Fachbuch für Übende aller Stilrichtungen. Qigong und Taijiquan als Übungs- und Lebenswege führen in die tiefe Erfahrung der Einheit von Körper, Geist und Seele, des „Eins sein mit dem Dao“. Der Autor zeigt Unterrichtenden und Übenden mit langjährigen Erfahrungen in Qigong und Taijiquan einen klaren Weg auf. Durch die enge Kombination von sitzender und bewegter Meditation in Verbindung mit der Arbeit am Gefühls- und Energiekörper kann das „Eins sein mit dem Dao“ schon „jetzt“ erfahren werden. Ausgehend von den alten daoistischen Traditionen und einem modernen westlichen Verständnis vom „Erwachen“ weist er einen klaren Weg. Zudem werden Zustände der Entwicklung, der Umgang mit Erfahrungen, Qualitätsstandards für Unterrichtende, die Praxis der Übung und Gedanken für die Kooperation von Kursleitern und Lehrern in der Verbandsarbeit vorgestellt und diskutiert.

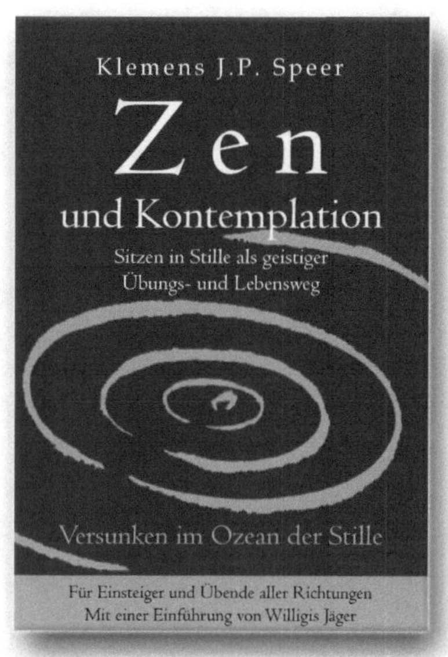

Klemens J.P. Speer

Zen und Kontemplation - Sitzen in Stille als geistiger Übungs- und Lebensweg

Versunken im Ozean der Stille - für Einsteiger und Übende aller Richtungen, mit einer Einführung von Willigis Jäger

Zen und Kontemplation – zwei Begriffe aus unterschiedlichen Kulturen, die dasselbe meinen: Die Konzentration auf das Innere, eine Art stille Meditation, die Verbindung mit uns selbst, unserem Atem, dem Leben insgesamt. Ziel dieser spirituellen Übungen ist es, die "Allverbundenheit" zu erfahren, sich also mit sich selbst, allen Wesen und auch dem Göttlichen verbunden zu fühlen. Klemens J.P. Speer zeigt hier, wie man auch als Mensch des 21. Jahrhunderts diese uralten Meditationsformen zur persönlichen Entwicklung nutzen kann.

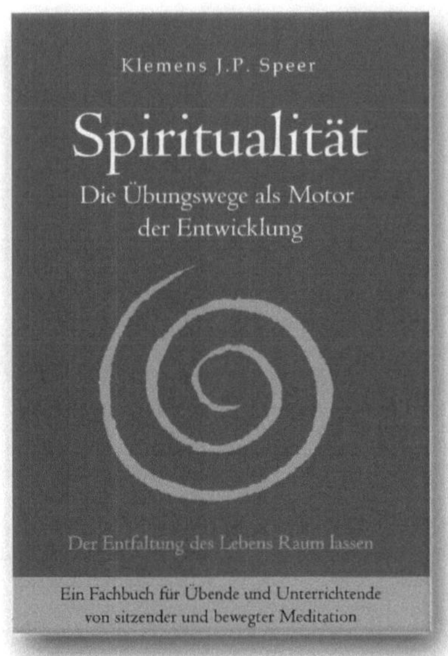

Klemens J.P. Speer

Spiritualität - Die Übungswege als Motor der Entwicklung

Der Entfaltung des Lebens Raum lassen - ein Fachbuch für Übende und Unterrichtende von sitzender und bewegter Meditation

Spiritualität ist zum Modewort geworden, aber was ist darunter zu verstehen? In diesem Buch wird eine neue, weite und weltoffene Perspektive einer evolutionären Spiritualität für das 21. Jahrhundert vorgestellt. Eine Entwicklungsphilosophie der persönlichen und gesellschaftlichen Entfaltung, die alle Menschen mitnehmen kann. Die Erkenntnisse der integralen Bewusstseinsforschung sind das Fundament für eine zeitgemäße Vermittlung von sitzender und bewegter Meditation. Sie können mühelos auf Taijiquan, Qigong, Zen, Kontemplation und Yoga übertragen werden. Dies wird anhand einiger Beispiele aus Taiji und TCM (Traditionelle Chinesiche Medizin) aufgezeigt.

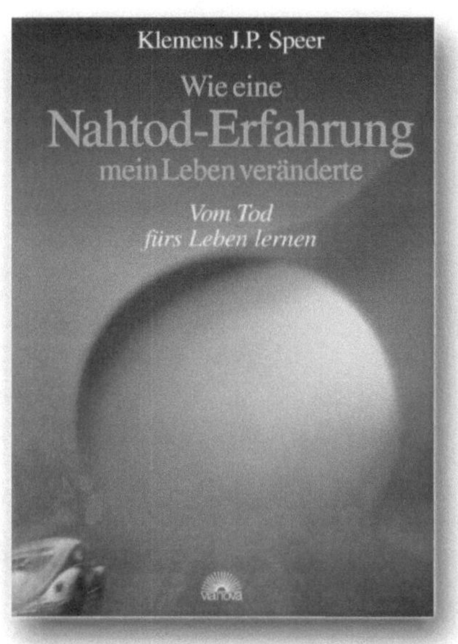

Klemens J.P. Speer

Wie eine Nahtod-Erfahrung mein Leben veränderte - Vom Tod fürs Leben lernen

Nahtod-Erfahrungen sind faszinierend und werden inzwischen aus vielen Perspektiven erforscht: medizinisch, neurophysiologisch, psychologisch und in der modernen Bewusstseinsforschung. Auch mystische Traditionen aller Richtungen berichten von ihnen.

Das Buch beschreibt die Kriterien von Nahtod-Erfahrungen (NTE) und die persönliche NTE-Erfahrung des Autors bei einem schweren Unfall. Zudem werden Wege aufgezeigt, wie diese tiefe Erfahrung in den Alltag integriert werden kann.

Printed in Poland
by Amazon Fulfillment
Poland Sp. z o.o., Wrocław